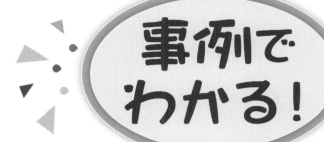

事例でわかる！

愛着障害

現場で活かせる
理論と支援を

米澤好史 著

ほんの森出版

事例でわかる！

愛着障害

現場で活かせる理論と支援を

も・く・じ

事例でわかる！
愛着障害
現場で活かせる理論と支援を

も・く・じ

プロローグ　愛着障害、愛着の問題についての正しい理解の大切さ…6

第1章　**愛着障害の理解と支援のポイントを整理する**

1 愛着形成のために三つの基地機能…10
2 発達障害と愛着障害を見分けるポイント…19
3 愛着障害の三つのタイプ…25
4 愛着障害を「三つの基地機能の欠如の問題」と関連させて理解する…30
5 「愛情の器」モデルに基づく愛着修復プログラムの概要…35

第2章　**事例でわかる！「してはいけない」対応**

1 こどもの感情に期待する対応をしてはいけない！…46
2 叱る対応や追い詰める対応がさらなる問題を引き起こす！…53
3 こどもの要求に応えるだけの対応をしてはいけない！…60
4 受容や傾聴で対応をするとどうなるか？…73
5 腫れ物にさわるような対応・不適切行動を無視する対応の誤り…80
6 支援者の無連携な対応ではうまくいかない…85

第３章　事例でわかる！「愛情の器」モデルに基づく愛着修復プログラムによる支援の実際

1 第１フェーズ　受け止め方の学習支援……88
2 第２フェーズ　こども主体で大人主導の働きかけへの応答学習……102
3 第３フェーズ　他者との関係づくり……115
4 第４フェーズ　自立に向けて・次年度に向けて……139

第４章　事例でわかる！発達障害と愛着障害を併せ持つこどもの支援

1 支援にさまざまな工夫が必要な第三のタイプの愛着障害……144
2 愛着障害のさまざまな現れ方とその支援……159

エピローグ　支援の正しい順番を意識することの大切さ……170

参考文献……173
おわりに……174

プロローグ

愛着障害、愛着の問題についての正しい理解の大切さ

筆者は、今も連日、育児・保育・教育・福祉・医療などの発達支援の現場に足を運ばせていただきながら、愛着障害、愛着の問題にかかわる事例が日増しに増え続けていると実感しています。そして、それは、以前から「愛着障害は、親の養育を受けられない福祉施設で育つこども、被虐待のこどもに限る」と思われていたことは誤解であり、通常家庭に愛着の問題を抱えるこどもが急増しているという現実を示しています。

ところが、まだまだ、愛着障害への理解がきちんとされておらず、愛着障害と発達障害との峻別がしっかりされないため、どの現場においても、その支援についての混乱と困難さが解決されないままの状態になっています。

その原因には、いまだに、心理学・精神医学・発達支援の専門的学界において、愛着障害や愛着そのものについての共通理解が得られていないということがあります。そのため、愛着障害を抱えるこどもを支援する現場で、その支援に対して適切なアドバイスがなされず、不適切な支援

によって改善せずに困り感が増大しています。その上、その支援のやり方がよくないと言われて、支援者も傷つき苦しんでいるのが現状ではないでしょうか。そのような現状を何とかしたいという思いがますます強くなっています。

愛着障害、愛着の問題、そして愛着を、どのようにとらえてはいけないのか、どのようにとらえることでこどもの問題がよりクリアに理解でき、その支援がうまくいき愛着修復が可能になるのか、まずこの点を明確にすることから本書をスタートしようと思います。そして、第2章以降では、事例を紹介しながら理解と支援のポイントを明らかにしていきます。

＊

筆者が大事にしてきたのは、古い理論にしがみつくのではなく、現場の状況に即した理論の再検討と修正です。それこそが、愛着の視点からの適切なこどもの発達支援、こころの支援につながると信じるからです。

現場に足を運ばない専門家に、愛着の問題への正しいアドバイスはできないと思います。いつも現場でこどもとかかわっておられる皆さんこそ、愛着の問題に気づき、こどもを支援することができるのです。そして、愛着という、こころの確かな基盤の問題こそが、こどもの発達のさまざまな困難の原因となっているのです。

さあ、ご一緒に確かめていきましょう。

第１章

愛着障害の理解と支援のポイントを整理する

1

愛着形成のための三つの基地機能

改めて、愛着とは?

「愛着(アタッチメント)とは何か」という定義自体が、学界で共通理解が得られていません。愛着理論を提唱したボウルビィの考え方に忠実な研究者は、「危機的な状況において、身を守るために、ある対象に接近しようとする認知と行動のシステム」に限定して理解しています。したがって、「感情は関与しない」「愛情とは区別する」というのが理論至上主義の考えになります。しかし、それでは、愛着障害の実態を理解できません。

愛着とは「特定の人との間に結ぶ情緒的な絆」と定義することが最も一般的とはなってきました。しかし、情緒や感情による絆の問題、あるいは感情発達の問題としてとらえるということについては、現状ではまだ共通理解されていないのです。発達支援、発達臨床の現場では、愛着障害、愛着の問題を抱えるこどもに等しく見られる重要な特徴が、感情とその発達の問題であることがわかります。愛着障害は感情の障害であると言えるのです。愛着障害の視点からすると、感情の問題は切り離すことができないと言わなければなりません。そして、その「絆」とはどのようにして形成されるのか、「絆」ができていないことがどのような問題として現れるのか、この部分が愛着の問題を抱えるこどもへの支援とも関連して、共通理解すべき大切な部分と言えます。

ここでは、筆者が長年、現場で愛着の問題にかかわってきたからこそ提唱できる考え方を紹介させていただきます。以下に述べるようなとらえ方をすることこそが、愛着障害の理解と支援に寄与すると考えるからです。

安全基地機能

すべての愛着研究の専門家で共通理解されている愛着形成の基地機能は、①安全基地（secure base）機能だけです。これはボウルビィ、エインスワースが主張したものです。彼らの考え方に則って、安全基地とは、恐怖や不安というようなネガティブな感情から自らを「守る」ための特異的な適応行動システムとしてとらえられることが一般的です。もちろん、この機能で説明できる愛着障害の行動は、後述するようにいくつか指摘できます。

筆者は被災者のこころの支援も専門としていますが、被災から一定期間を経て他の人が心の立ち直りを見せる頃に、災害による恐怖感情が、愛着の問題からトラウマ的問題として増幅しやすいことに気づきました。不安を感じやすくなったり、初めての場所や行動場面で、愛着障害のあるこどもに気になる行動が多く見られることが指摘できます。例えば、学校で行われている授業や学習は、毎日、初めてのことに出合う営みですから、愛着の問題を抱えるこどもほど、その授業や学習に向き合えない、忌避したくなります。授業や学習そのものは安全を脅かす危険なものではありません。しかし、初めてのことに不安を感じ、「誰も守ってくれない」と感じたこどもが授業や学習を忌避するのです。

つまり、安全基地機能は、こどもが「守られている」と感じることが重要な要素であり、物理的に安全を確保することとは明確に区別するべきなのです。ところが、ここにも混乱が生じていて、愛着に問題を抱えるこどもがさまざまな気になる行動をとったとき、専門家によって、すべて「そこに安全が確保されていないからだ」と決めつけた見立てと安全確保の支援だけが強調されることに、大きな問題を感じています。

また、安全基地の問題は、気になる行動が生じたその場所にあるのではなく、別の場所でつくられた安全基地の問題が処理しきれずにたまってしまった結果、ネガティブな感情を表出しやすい場所で行動として生じただけにすぎない、という理解がされないことにも問題があると指摘したいと思います。すなわち、家庭でネガティブな感情が生じても、家庭で安全基地機能が働かないために蓄積され、それが学校・幼稚園・こども園・保育所など（以下、学校園所）であふれ出て、行動の問題として現れる、逆に学校園所で蓄積されたネガティブな感情が家庭へ、あるいは学童保育の場に帰ってからあふれ出て、行動の問題につながるという理解が必要なのです。

そして、筆者が強調してきたのは、この安全基地機能だけでは説明できない愛着障害の行動が多く見られることです。

★安心基地機能

筆者は、愛情の要素を明確に含んだ機能として、②安心基地（relief & relax base）機能の重要性を指摘してきました。安全の意味であるsecureを安心と訳したり、安全の感覚（sence of secure）を安心感と訳している日本の研究者もおられますが、それと明確に区別したいのです。

安心基地機能とは、その人といると気持ちが「落ち着く、ほっとする、気が楽になる、安らぐ、楽しくなる、癒される」という「ポジティブな感情」をも育む機能です。

図１　愛着形成のための３つの基地機能

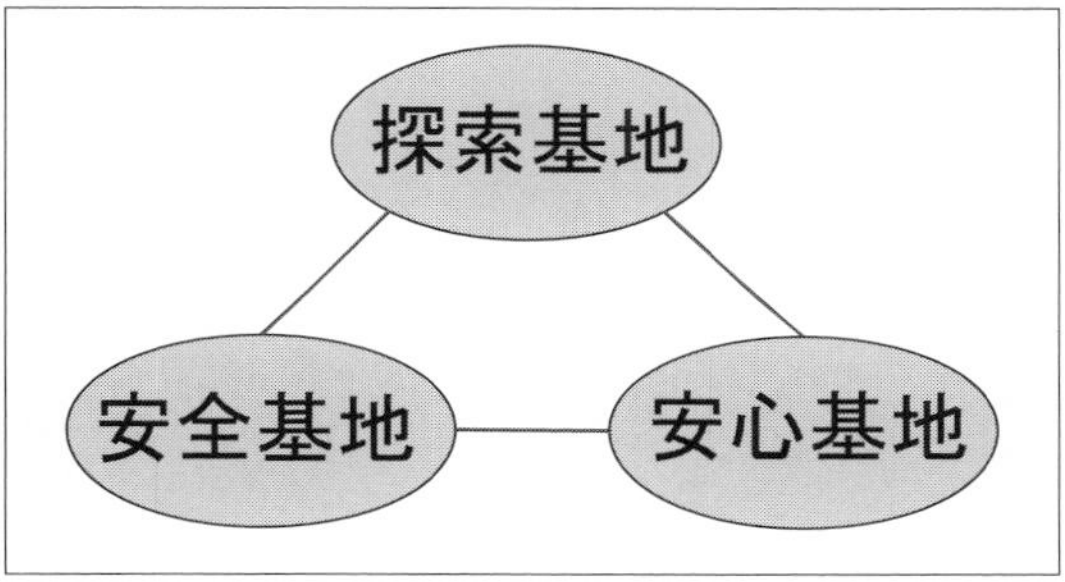

よく誤解されるのですが、愛情とは与えるものではなく、こどもが大人とのかかわりから、感じ取るものです。こどもが感じ取る愛情から生じる感情の問題が愛着の問題であり、その感情と直結する、誰かとの「つながり感」が安心基地機能のポイントとなります。この誰かとの「つながり感」から得られるポジティブな感情が枯渇することで起こる行動や感情の問題を、後述するよう

に、たくさん指摘できるのです。「安心」の感情をどこでも誰にも得られないことが、愛着障害、愛着の問題を抱えるこどもの特徴に如実に表れています。

こうした安心基地機能は、普段のかかわりの中で一緒の行動をして、それを確認し、同じ気持ちであることを再確認することで形成されていきます。支援のところでも触れますが、例えば子育ての現場での「いないいないばー」という遊びにおいて、「見えなくてもいる」こと、そして「やっぱりいた！」とそのことを確認することで、安心基地機能が形成されていくのです。

また、こどもは、初めてつかまり立ちができたとき、不安げにあるいは怪訝な面持ちで「これって、できたの？」という問いかけをします。これに対して「できたね！　すごいね！」と拍手喝采することで、こどもは「よかった」と感じて安心することができます（自分一人では「できた」と確信できず、他者に認めてもらうことで実感できるのです。この現象を「間主観性」と呼びます）。このようにして自己効力感が培われていきます。

絵本の読み聞かせには、単に読解力を高めるだけではなく、読み聞かせをする人とされるこどもとの間の関係性を向上させる効果があることも、同様に説明されます。同じ絵本の世界を一緒に味わい、同じ感情を確認しあうことが安心基地形成につながるからです。保育所や幼稚園ではよくこの絵本の読み聞かせがされていますが、筆者は、小学生・中学生・高校生にも、この読み聞かせは効果があることを提唱してきました。「読書の時間」に自由読書をすることはもったいない、教師が読み聞かせをすることで「荒れたクラス」を落ち着かせ、教師とこどもの関係性改善、関係性構築に活かしていけることをアドバイスさせていただいてきました。

★探索基地機能

さらに、③探索基地（search base）機能を、三つ目の機能として取り出したのが筆者の工夫です。他の愛着の専門家は、この探索基地機能を安全基地の一つの機能として位置づけています。しかし、探索基地機能を三つ目の基地機能として取り出すことで、愛着形成・修復している親や支援者が、この基地機能ができるようになったら、愛着形成・修復できたと実感しやすいのです。つまり、ゴールを意識しやすいようにと考えたのです。

そして、この基地機能を獲得して愛着形成することは、こどもの自立にとって必要不可欠なものとなることが、以下に述べる探索基地の機能で説明でき、愛着形成、探索基地機能の大切さをどなたにも実感していただけるからなのです。

愛着形成のゴールである探索基地機能が働くには、「安全・安心基地からちゃんと離れる」「安全・安心基地にちゃんと戻る」という二つの条件が必要です。

愛着の問題として、特に就学前の現場では、安全・安心基地から離れられない、離れることを不安視する母子分離不安の問題が増えています。その現象は小学校低学年でも見られますし、その一部は小学校以降では安全・安心基地から離れると不安になり、離れられないタイプの不登校として現れています。また、親が保育所に迎えに来るとわざと逃げて、素直に帰ろうとしない「お迎え逃避」現象も増えています。この現象は小学校以降では、学校からなかなか帰ろうとしない、寄り道をする、家に帰ってもすぐどこかたまり場に行ってしまう、それが深夜に及ぶと深夜徘徊・放浪という家に帰れない問題として現れます。これらは安全・安心基地がきちんと機能できていない問題であり、探索基地機能が働くことができない状態を表しています。

安全・安心基地機能が確立しているかどうかは、そこから離れる際に、「(行って・して) いいよね?」と確認する参照視が生じているかどうかで確認できます。この参照視は、「していいか」というお伺いではありません。「九九%しよう」と自分で決めているのですが、最後の一%の「していいか」を確認して背中を押してもらおうとする確認行為です。このことを理解せず、「そんなことをいちいち確認しないでいい。自分で判断しなさい」と自立を促すことは、かえって自立を遅らせ歪ませるのです。こどもが完全に大人になり、精神的自立をするまで、参照視は必要であることを強調したいと思います。よかれと思って自立を促すことが、愛着の基盤を揺るがしていることが多いのです。こうした、当たり前の確認行為こそが安全・安心基地の確認行為なのです。

探索基地機能の大切な働きは、こどもが基地に戻ってきたとき、自分の行動・経験を「報告」することで、自身の感情が変化することにあります。安全・安心基地と一緒には行わなかった行動・経験でも、それを安全・安心基地に報告したくなるのは、その行動・経験を安全・安心基地と共有したいと思う気持ちの現れです。この行為があって、安全・安心基地は探索基地機能を果たすことができるようになるのです。探索基地機能は、こどもが自立していくために必要な確認機能であり、これがこどもの自立には必ず必要なのです。

そして、行動・経験だけでなく、そこで生じた感情を探索基地機能を担う人と共有することで、一人で経験したときに感じた〝うれしい〟〝楽しい〟等の「ポジティブな感情」はより増大し、もっとうれしく、楽しく感じることができるようになり、〝怖い〟〝悲しい〟等の「ネガティブな感情」はすぐに減少して、消滅するという効果をもたらします。報告しないと、ポジティブな感情はすぐに消滅してしまいますが、この機能があるから、こどもは、さまざまな意欲を育み、新しい活動ができるのです。ネガティブな感情は報告しないといつまでも残り、引きずってしまいますが、嫌な経験をしてもそれを乗り越えていけるのは、ネガティブな感情をなくしてくれる機能があるからです。学校園所で叱られるようなことをしてネガティブな感情経験した後、「親に言わないで」と言うこどもは、この機能が家庭にないと訴えているのです。

このように、探索基地には、単に安全・安心基地をもとに探索するだけではなく、ポジティブな感情を増やしネガティブな感情を減らす機能があるのです。探索基地は、こどもが安心して自立できる働きをする積極的な機能として位置づけられます。この機能が保育や教育の現場で絶対に必要なことは、現場でこどもにかかわる人にこそ痛感していただけると思います。

愛着形成、愛着の問題は何に影響するのか？

愛着形成を三基地機能の形成ととらえることで、愛着形成が自立行動の意欲の基盤となっており、さまざまな能力獲得の基盤ともなっていることに気づかされます。また、自他の行動を自他の心的状態から理解するメンタライジング機能の基盤にも愛着形成があるとの指摘がされるようになってきました。学力・能力の向上のためには、「指導の工夫、授業の工夫だけでは不十分で、まず、愛着形成からしなければならない」、この共通認識は現状、ほとんどされていません。これからも折に触れ、その大切さを訴えていきたいと思っています。

また、三つの基地ができていないという基地欠如感は、人間関係の問題、集団適応の問題、規範行動からの逸脱、攻撃性と関連しています。発達障害は攻撃的行動の原因ではなく、愛着障害こそが攻撃性・攻撃的行動の原因であること、このことを共通理解として広げていく必要があります。

さらに、前述した災害被災後のトラウマ克服にも、愛着形成は、重要な影響を与えています。愛着の問題はその克服を長引かせるだけではなく、被災によって、もともと持っている愛着の問題は増幅されるのです。また、愛着の問題は、依存症（アディクション）の問題としても現れます。こどもで言えば、ゲーム依存（ゲーム障害）は、楽しい気持ちを報告するという探索基地機能が働かず、ゲームの世界を安全・安心基地と錯覚し、ゲームの世界の向こうのネットでつながった相手を探索基地と錯誤したため、ゲームに依存し離れられないという形になっていると理解できます。大人のアルコール依存、薬物依存、ギャンブル依存にも、愛着の問題が影響しているのです。

２ 発達障害と愛着障害を見分けるポイント

発達障害と愛着障害の関係

ここでは、愛着障害を「現場で正しく理解し、見つける」ためのポイントを確認していきたいと思います。

愛着障害はその行動特徴が発達障害とよく似ている部分があるために、その違いが理解されず、適切な支援につながらない場合がよくあります。発達障害の専門家はたくさんおられますが、愛着障害の専門家はきわめて少ないことが、適切なこども理解を妨げている原因の一つでもあります。

発達障害と愛着障害の違いと関係を図２に表しました。

発達障害は先天的なこどもの脳機能障害であり、生まれつき持っている特性の問題であるのに対して、愛着障害はこどもとかかわる特定の人との後天的な関係性の障害です。この違いを踏まえることが大切です。発達障害と愛着障害とでは、その行動の問題の原因になっているこころの働きが違います。

そして、大切なのは、図示したように、先天的な脳障害を持って生まれてきた発達障害のこどもが、後天的に関係性障害である愛着障害を併せ持つことは、当然ありえるということです。第1章[3]で後述するように、愛着障害の支援では、発達障害と愛着障害を併せ持つこどもがいるという理解が絶対必要なのです。

図2　発達障害と愛着障害の関係

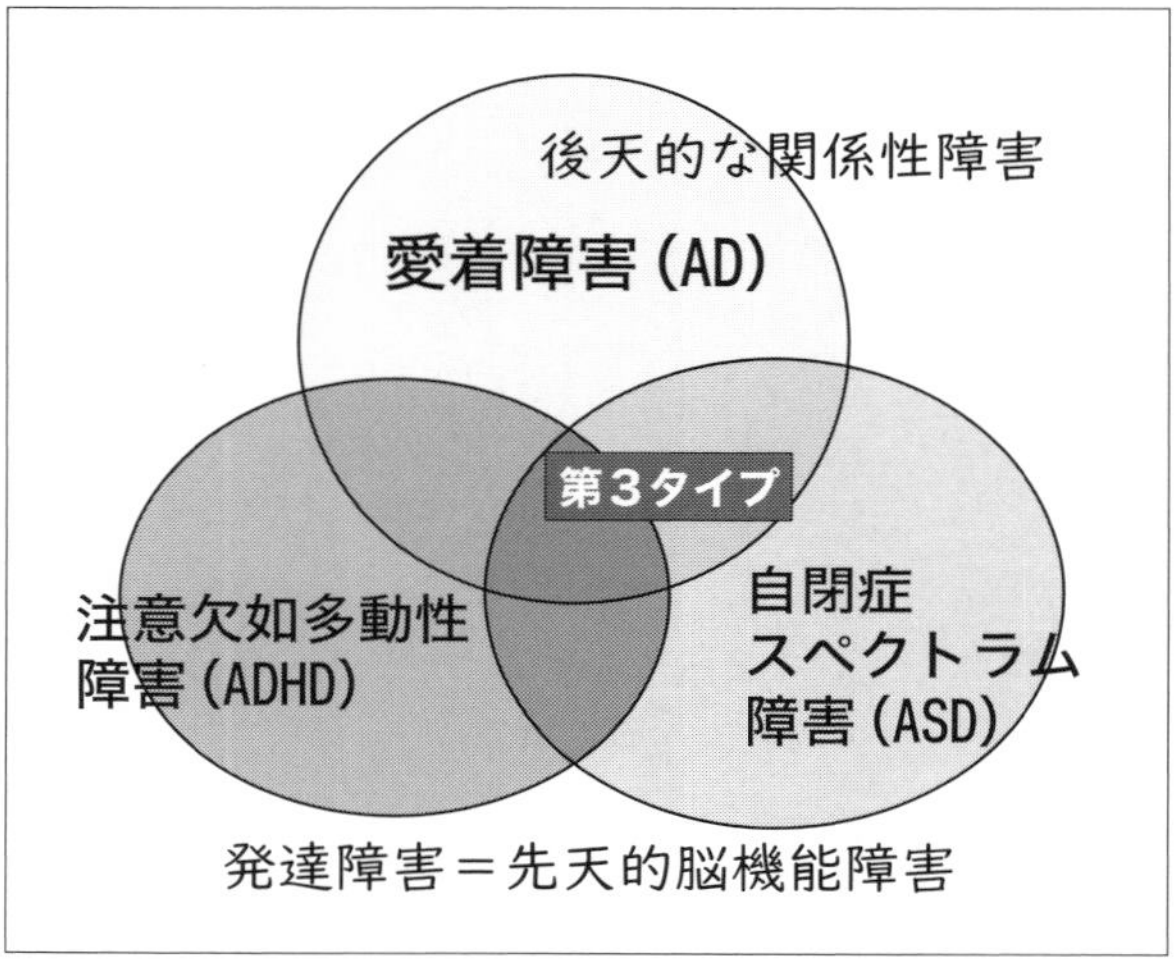

発達障害と愛着障害を見分ける四つのポイント

これらのことを意識しながら、現場だからこそできる、よく似た行動からその違いを見つけるポイントを三つ、確認してみましょう。まず現場で、気になるこどもを的確に理解し、こどもの抱えている問題をきちんと把握することが、その子に合った支援をするためには必要です。

ポイントその１：多動

まず、落ち着きなく動き回る「多動」という特徴は、注意欠如多動性障害（ＡＤＨＤ）、自閉症スペクトラム障害（ＡＳＤ）という発達障害でも、愛着障害（ＡＤ）でも見られます。ところがＡＤＨＤの多動性障害という名称に引っ張られて、多動の特徴があればすべてＡＤＨＤとイコールで結びつける誤解がまだ多く見られます。

現場での多動の現れ方を見ると、行動の問題として起こるＡＤＨＤの多動は、「気づく」という認知機能や気持ち・感情の機能とは無関係に起こることがわかります。場所や状況、作業が変われば、当然、見えたり聞こえたりするもの、つまり認知が変わり、それに対する好き嫌い等の感情が変わりますが、ＡＤＨＤの多動の現れ方はそれらに影響されず、「いつも」多動であることで確認できます。

ＡＳＤの多動は、「ここにいていい」「これをしていればいい」と受け止める居場所感の欠如が原因です。ですから、居場所感があるときは落ち着いていますが、居場所感がいきなり剥奪される（例えば、読書の時間が終わったからと、まだ本を途中までしか読んでいないのに本を取り上げられる）、あるいは、居場所感が見つからない（例えば、いきなりの時間割変更で体育の授業となり体育館につれていかれるというような、予定変更で場所移動を強いられる）という場合には、多動になってしまうのです。

愛着障害の場合は、非常に変わりやすい感情が多動の原因となっているため、多動であったりなかったりと、「ムラのある」多動が特徴です。ネガティブな感情が多くある場合や、ポジティブな感情があり余っている興奮状態のときは多動となりますが、ほどよいポジティブな感情がある場合は落ち着いているように見えます。

ポイントその2：片付けができない、ルールが守れないように見える

「片付けができないように見える」現象は、ADHDでも、愛着障害でも見られますが、やはりその原因が違うのです。

「片付けができないように見える」というまわりくどい言い方をしたのは、ADHDの場合は、実行機能・遂行機能の問題があるために、「片付ける」という一連のいくつかの行動を最後まで行うのが困難で、「片付ける」行動がなかなか身につかず、「片付けられない」という現象につながるからです。この場合は、「片付ける」行動を細かい行動に分解し、スモールステップで行動支援をしていけば、できるようになっていきます。

しかし、愛着障害の場合は、このような支援ではまったく効果が見られません。それは、愛着障害は「片付けたほうが気持ちがいい」という感情、「片付けたい・片付けよう」という意欲が育っていないことが原因だからです。だから、「今日はできたとしても刹那的で、次の日にはまったくできない」ということになりやすく、教師として指導・支援していても、こどもの成長として積み上がっていく感覚がまったく持てない理由はここにあるのです。ここでも、行動の問題なの

か感情の問題なのかというとらえ方が大切となります。また、意欲の問題は本章[1]で触れた探索基地の問題でもあります。

「ルールを守るという規範行動ができないように見える」場合も同じです。ＡＤＨＤではルールを守らなければならないという遵守意識はちゃんとありますが、衝動性や行動制御の問題から、規範逸脱行動としてルールを守れない行動をしてしまいます。愛着障害では、「ルールを守ればどんなポジティブな感情になるか」がわからない、つまり「ルールを守ろう」という意欲そのものが育っていないのです。そして、感情コントロールの難しさから、規範逸脱行動が頻発するのです。

ポイントその３：「取り上げない」「無視する」対応をしてみてわかる特徴の違い

これは支援の違いのポイントにもなるのですが、こどもが不適切な行動をした場合、その行動に対して反応せず、「取り上げない」「無視する」対応をしてみたその効果で、ＡＤＨＤと愛着障害を峻別することができます。

行動の問題であるＡＤＨＤの場合は、発生した行動を強化しない、つまり、その行動に何らかの反応をして報酬を与えなければ、その行動は消去され、消滅していくのです。ですから、「取り上げない」「無視する」という対応は、ＡＤＨＤの場合には有効です。

しかし、愛着障害の不適切な行動は、感情の問題から来ています。ですから、「取り上げない」「無視する」という対応は、自分の感情をわかってくれないという思いを誘発してしまい、その感情を逆なですることになります。そしてこの感情は、「こっちを向いてほしい」という注目されたいアピール感情を含んでいることが多く、「取り上げない」「無視する」対応をされると、もっと注目されたくていろいろな不適切行動がかえって増えてしまうのです。

この「取り上げない」「無視する」対応を、愛着障害のこどもにもするよう強いる間違ったアドバイスによく出会います。成果が出ないと、「やり方がよくない」などと支援者が責められたりしています。筆者は専門家として、このアドバイスは残念でなりません。

ポイントその４：集団か二人きりか等、対人場面の違いによって特徴の現れ方が変わるか？

愛着障害は特定の人との絆の問題ですから、ある特定の人との関係が意識しにくい集団場面でその特徴が現れやすくなります。逆に特定の人との関係を意識しやすい場面、例えば、教師や大人とこどもが二人きりとなる一対一の状況では現れにくいのです。

それに対して、ＡＤＨＤは他者との関係性の障害ではないため、場面の違い、対人関係の違い、集団か一対一か等によって違いは見られないのです。

このポイントも、現場でこどもとかかわる人ほど実感しやすい、わかりやすい見分けのポイントとなります。

３ 愛着障害の三つのタイプ

愛着障害には三つのタイプがある！

愛着障害には、ＩＣＤ－10（世界保健機構「国際疾病分類　第10版」）、ＤＳＭ－５（アメリカ精神医学会「精神障害の診断・統計マニュアル　第５版」）等の精神医学界の診断基準で指摘されている二つのタイプだけではなく、筆者は、発達支援・発達臨床の現場で最も気になる、支援困難のケースとして見いだされるタイプを加えて、三つのタイプがあることを提唱してきました（次ページ図３参照）。それらを、本章①で解説した安全基地と安心基地の違いの観点から簡単に整理してみましょう。

第一のタイプは、「脱抑制タイプ」の愛着障害です。精神医学的診断では、脱抑制対人交流障害（ＤＳＥＤ）と呼ばれ、誰に対しても無警戒で、フレンドリーで馴れ馴れしく、過剰な身体接触を特徴とします。また、不適切な行動をした場合、それを叱ると、叱られてもかまってもらったと

図３　愛着障害の３つのタイプ

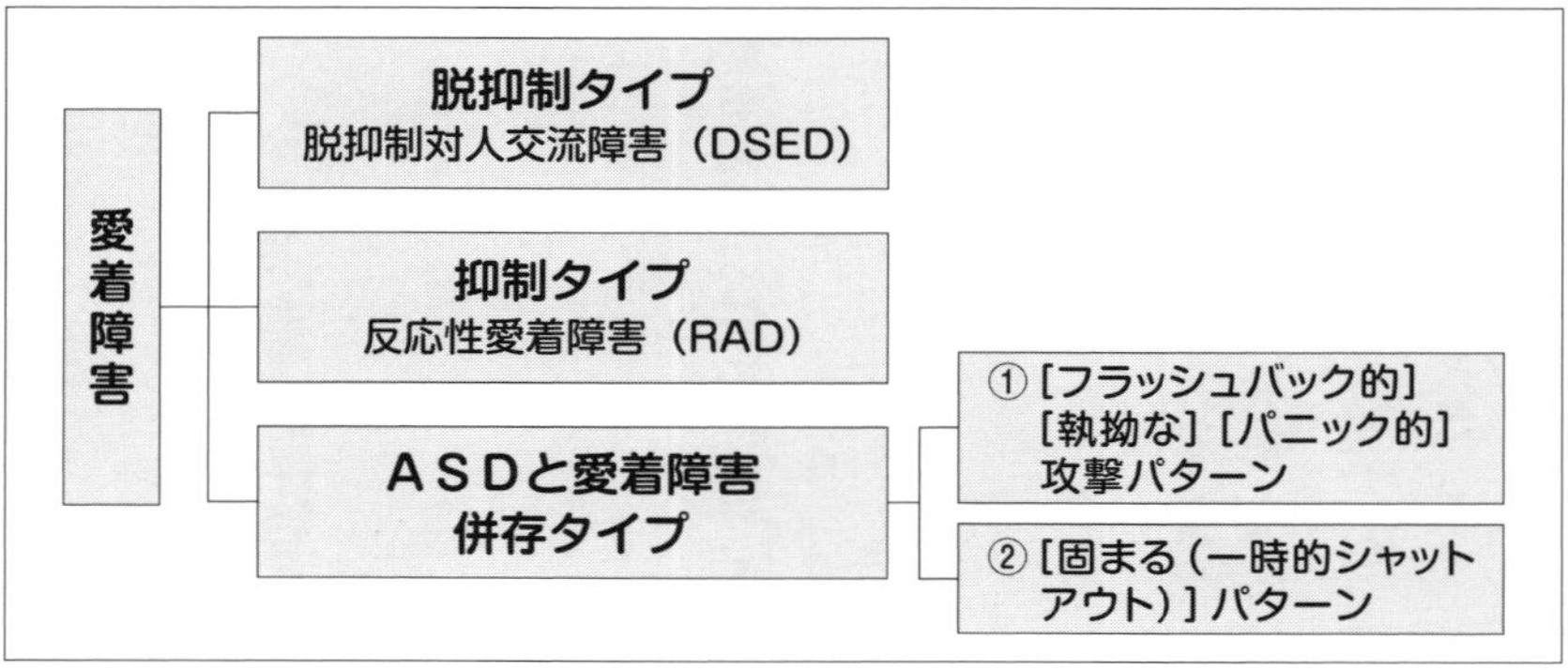

思い、その不適切行動がさらに増えるタイプです。このタイプこそが、まさに安心基地の問題を抱えています。今まで誰からも十分な安心というポジティブな感情を与えてもらえなかったと受け止めているため、初対面でも、誰に対しても安心を求めて身体接触したくなるのです。かかわりを欲する気持ちは安心を求めてのものなのです。

第二のタイプは、「抑制タイプ」の愛着障害で、精神医学的診断では、反応性愛着障害（ＲＡＤ）と呼ばれます。人間不信で、誰に対しても警戒し、かかわろうとせず、人が近寄ってくると避けようとします。不適切な行動をした場合、それを叱ると、以後、人間関係が長期にわたって一切遮断されることがあります。その期間は数か月、数年に及ぶこともあります。このタイプは安全基地の問題を抱えていて、誰も守ってくれないと受け止めているので、人と安易にかかわるのは危険だからと、対人的に忌避するのです。正面から叱られると否定されたと受け止めて、その人に対して関係を遮断することで自分を守ろうとしているのです。

第三のタイプとして指摘したいのが、「ＡＳＤと愛着障害併存タイプ」です。残念ながら現在の精神医学界の診断基準では、ＡＳ

Ｄと愛着障害の併存診断は認められていません。しかし、このタイプが明らかに存在し、現在の診断基準の不適切さによって、このタイプを誤ってＡＤＨＤと診断したり理解したりされやすいことが指摘できるのです。そもそも先天的脳機能障害であるＡＳＤのあるこどもが、後天的な関係性障害の愛着障害を併せ持つ可能性は、当然あり得ることです。自他の感情認知が苦手なＡＳＤのあるこどもの場合、愛着形成や感情発達の問題を持ちやすいのは明らかではないでしょうか。

愛着障害の第三のタイプの特徴

「ＡＳＤと愛着障害併存タイプ」という第三のタイプは、普段の特徴として、室内でフードや帽子、タオル等をかぶったり、不必要なマスクを着用したりします。カーテンやロッカー、机の下に隠れたりします。これは「籠もる」という行動特徴です。この場所では、籠もらないと安全・安心基地、居場所感を確保できない状態であることを表しています。また、育児した親のとらえ方としては、「なかなか泣き止まない」「感度がずれるのでかかわりにくい」等の育児困難感を伴うことが多いです。安全・安心基地、居場所感の確保が困難となり、危機感を感じた場合、その現れ方が次の二つのパターンに分けられます。

①［フラッシュバック的］［執拗な］［パニック的］攻撃パターン

このパターンは突然の攻撃行動が特徴であるため、「衝動的攻撃」と誤解され、ＡＤＨＤととらえられることが多いのですが（もちろんＡＤＨＤだけでは攻撃的原因とはならず、不適切なかかわりによる二次障害、筆者のことばで言い換えれば愛着障害が加わることで起こる）、しっかり見分ける必要があります。

このパターンの場合、まず、あることがきっかけで、突然ネガティブな感情がよみがえってくるフラッシュバックから始まります。感情が原因なので、表情や目つきが突然、険しく変化するということが多いです。衝動的攻撃の場合はある行動に別の行動が突然割り込むことが衝動性ですから、感情は関与せず、表情の変化は見られません。

ただしこのタイプでも表情の変化がない場合もあるので、次の執拗さの特徴があるかを確認します。執拗さとは、特定の対象（人の場合もモノである場合もある）ばかり攻撃したり、暴言や暴力等の特定の攻撃行動が繰り返し生じ、なかなか止まらないのが特徴です。衝動的攻撃の場合、その場限りの一回の攻撃であり、この特徴はありません。そして、制止しようとすればするほど、感情的に混乱したパニック的な大暴れが生じます。まさに安全・安心基地の危機に対して、ネガティブな感情をコントロールできないことによって生じる感情混乱が関与する、コントロール不能な攻撃ととらえるべきなのです。ですから、攻撃行動を正面から制止・制圧しようとしないで、逸らすような対応をすれば比較的早く収まります。

最近、精神医学界では、この特徴をＡＳＤ、自閉の「易刺激性」で説明しようとしていますが、これではなぜこの特徴が生じるのかを十分に説明できません。

②［固まる（一時的シャットアウト）］パターン

このパターンの場合は、一時的にコンタクトを一切拒否してシャットアウトします。第二のタイプの「抑制タイプ」が人間関係を遮断、シャットアウトすると長いのに比べて、このパターンのシャットアウトは一時的で、三〇分から数時間であることが特徴です。一時的に居場所感の危機回避をしているのです。ですから、そのままそっとしておいてあげることが大切です。心配してかかわればかかわるほど、このシャットアウトが長くなります。この特徴についても、精神医学界では、「カタトニア（緊張病）」で説明しようとしていますが、妥当ではありません。

自閉障害は「自閉／自閉でない」という1か0の診断が適切ではなく、「程度の差」ととらえるスペクトラム障害であることがようやく認められました。しかし、愛着障害もスペクトラム障害であることは、残念ながらまだ認定されていません。

愛着障害をスペクトラム障害ととらえると、第三のタイプの攻撃性やシャットアウトの問題の現れ方は、それぞれの特性の程度の強さのかけ算の答え（［自閉の程度］×［愛着の問題の程度］）と等しいという法則を見つけることができます。だからこそ、このタイプが確実にあると言えるのです。そして、二つを併せ持つタイプとして意識し、まず愛着の問題からアプローチすれば、必ず劇的に愛着修復でき、行動の問題が激減することからも、このタイプの存在を証明できると考えています。愛着への支援をすることで、これらの現象が解消することが、愛着の問題を併せ持っていることを証明しているのです。

4

愛着障害を「三つの基地機能の欠如の問題」と関連させて理解する

★三つの基地機能の欠如による愛着障害の問題の現れ方

本章[1]で、愛着障害を安全基地・安心基地・探索基地の三つの基地機能の問題としてとらえると、よりクリアに理解できることを提唱させていただきました。

そこで、現場でこどもとかかわる際、こどものどのような行動から愛着の問題を見つけることができるか、安全基地・安心基地・探索基地のそれぞれの機能の問題がこどもの行動にどのように現れるかを、表1にまとめてみました。表1に沿って、少し補足解説したいと思います。

安全基地機能の欠如による愛着の問題

恐怖や不安のようなネガティブな感情が生じたときに、それから自分を守る安全基地機能が働

表１　３つの基地機能の欠如による愛着の問題の現れ方

安全基地の問題	①ムラのある多動、落ち着きなく動き回る（ネガティブな感情をなくせないため） ②抑制タイプの対人忌避（人を避ける）行動 ③危険な行動（高所・投擲・攻撃行動、痛さへの鈍感） ④自己防衛（自己の責任を認めない、他責・攻撃） ⑤第３のタイプの固まる（一時的シャットアウト）
安心基地の問題	①ムラのある多動（ポジティブな感情を求めて） ②モノをさわる、モノに囲まれる ③口にモノや指等を入れる ④床への足や身体の接触 ⑤脱抑制タイプの無警戒、過剰な身体接触 ⑥姿勢・しぐさ・服装の乱れ、遺糞・遺尿 ⑦危険な行動（高所・投擲） ⑧愛情欲求行動（注目アピール行動、愛情試し行動、愛情欲求エスカレート現象）
探索基地の問題	①自己防衛の失敗による解離（不都合な記憶を消す） ②自己評価の低さ（自己否定／自己高揚＝優位性への渇望）
ネガティブな感情の紛らわせ行動（３つの基地が機能せず、ネガティブな感情を減らせないために生じる行動）	①モノを振り回す ②モノや身体の一部や人を噛む ③靴・着衣等を脱ぐ ④遺糞・遺尿 ⑤危険な行動（高所・投擲・攻撃行動） ⑥自己防衛を脅かす相手への攻撃行動、反抗的行動 ⑦第３のタイプのフラッシュバック的・執拗な・パニック的攻撃

＊米澤好史編著（2019）『愛着関係の発達の理論と支援シリーズ「支援のための発達心理学」』金子書房掲載の表を改変、修正、増補しました。

かないために起こる行動としては、ムラのある落ち着きなく動き回る多動、抑制タイプでは人を避け安全を確保しようとする、危険なことをするなどがあります。

また、「誰も助けてくれない」という安全基地欠如感があることから、怪我を痛がらなかったり、泣かないという様子も見られます。さらに、自己防衛として、「していない」とウソをついたり、「自分は悪くない」と主張して、不適切な行動を自分がしたと絶対に認めないことがあります。本章2でご紹介した愛着障害の第三のタイプ（自閉症スペクトラム障害〔ＡＳＤ〕と愛着障害〔ＡＤ〕の併存タイプ）の「固まる」というのも、自己防衛機能です。

安心基地機能の欠如による愛着の問題

ポジティブな感情を生む安心基地が機能していないと、安心を求めての多動、モノや自分の口に触れたり、足や身体を床に接触させるために靴や靴下を脱ぐ行動が見られます（この「脱ぐ」行動は、ＡＳＤでは知覚異常、愛着障害では開放感と床への接触感を求めているという違いがあります）。これは、寝転ぶ、這い回る行動につながります。脱抑制タイプの過剰な身体接触も、安心を求めてのものです。また、姿勢・しぐさの乱れ、服装の乱れは、安心基地機能の欠如による感情の不安定さの現れと言えます。

そして、注目をされたいアピール行動、叱られるかどうか相手の対応を試さないと不安になる愛情試し行動、要求が受け入れられてももっと欲しがる愛情欲求エスカレート現象は、ポジティブな感情や満足感を誰とも感じることができていない安心基地の問題が一番強く現れていると言えます。

探索基地機能の欠如による愛着の問題

探索基地が機能していないと、自己防衛に失敗すれば、報告してネガティブな感情を減らすことが期待できない、むしろ増やされることを危惧するため、よくないことをした記憶を抹殺してしまう解離が起こることがあります。

また、成功体験を報告・共有してポジティブな感情を増やせなかったため、自己評価が低いのですが、それをそのまま受け入れ、意欲がなく自信喪失状態なのが、自己否定パターンです。自己評価の低さを受け入れられず、人を注意・批判したり、モノを与えたりして、自己の優位性を渇望してしまうのが、自己高揚パターンです。これが昂じると、人を命令・支配することでしか自己評価を上げられないと感じてしまうことになり、周りは腫れ物に触る対応を強いられてしまいます。

ネガティブな感情の紛らわせ行動

三つの基地機能が不全なため減らせないネガティブな感情を紛らわせるために、モノを振り回す、モノや身体の一部や他者を噛む、靴、靴下、服等を脱ぐなどの行動が見られます。また、強い愛着障害で生じる遺糞・遺尿（トイレでないところに排泄）は、感情の不安定さ、こっちを向いてほしいアピール行動、どうしようもない感情を紛らわせようとする等がかかわっている行動です。

高所・投擲等の危険な行動も、安全・安心基地のなさから生じる感情の紛らわせ行動です。高いところに登るという行動を注意欠如多動性障害（ＡＤＨＤ）の行動特徴としているＤＳＭ-５のとらえ方は、不適当と言わざるを得ません。

また、正面から自己を否定・攻撃されたと感じたとき、その相手に反抗的になったり攻撃したりするのは、そこで生じたネガティブな感情を紛らわせるためであり、理由もなく他者を攻撃するのは、他で生じた嫌な感情を攻撃することで紛らわせているのです。愛着障害の第三のタイプの激しい攻撃行動は、まさにこの特徴が昂じている現象なのです。

＊

こうした愛着障害の特徴を踏まえない支援をしてしまうとどのような事態になってしまうのか、第２章では事例を紹介しながら触れていきます。

5

「愛情の器」モデルに基づく愛着修復プログラムの概要

「愛情の器」モデルに基づく愛着障害支援

　ここまで述べてきたように、愛着障害は、その特徴をしっかりと踏まえた支援が必要です。そこで筆者は、長年の現場での実践研究を踏まえて、「愛情の器」モデルに基づく愛着修復プログラム（ＡＲＰＲＡＭ）を開発し（米澤、二〇一五ａ、二〇一五ｂ、二〇一八、二〇一九ａ、二〇一九ｂ等）、愛着障害への支援に活かしてきました。「愛情の器」モデルはこれまでも参考文献に示した著書等で紹介してきましたが、最新の表現図（次ページ図４）で説明してみます（米澤、二〇一九ａ）。

　まず大切なポイントは、単にかかわるだけでは、愛着障害の支援は成功しないということです。かかわったことがこどもにどう受け止められたのか、そこからどのような感情が生じ、愛情として感じられたかをモニターすることが必要です。そして、その感じた感情、愛情をしっかり貯め

図４　「愛情の器」モデル

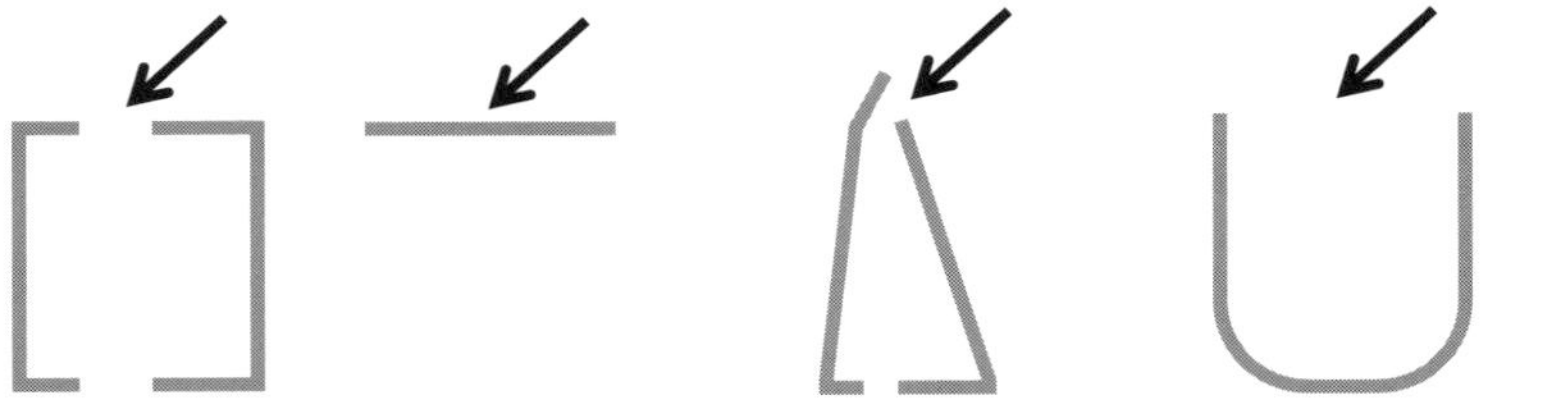

て、以後も持続的行動のエネルギーとして使える状態にあるかを意識した支援が必要なのです。

「脱抑制タイプ」「抑制タイプ」「ＡＳＤと愛着障害併存タイプ」という愛着障害の三つのタイプ別にこの違いを表したのが「愛情の器」モデルです。愛情を与えればよいのではなく、こどもがいかに感じることができるかを意識した支援が必要なのです。

「愛情の器」モデルで表したもの
器の存在と受け入れ口の特徴

このモデルでは、かかわり（図の矢印）が、ポジティブな感情として、また愛情として、しっかり受け止められるかどうかを、「愛情の器」の受け入れ口の広さで表現しました。

「ｄ：安定愛着タイプ」は、愛着形成ができており、「愛情の器」の受け入れ口は広く、どんなかかわりも愛情として受け止めることができます。かかわるほうも楽です。

一方、「ｂ：抑制タイプ」は、かかわりの受け入れを拒否していません。このタイプは「愛情の器」そのものができていません。したがって、一から「愛情の器」をつくらないといけないので、愛着の修復・支援には時間がかかります。筆者の経験則では、たいてい数年は必要です。なぜなら、例えばそれまでに経験した季節やそれにかかわる行事をもう一度、一つ一つ再経験して確認する必要があるからです。しかし、愛着の修復に今まで生きてきた年数と同じ年数がかかる（そのような脅しのようなアドバイスをされた例にも出会いますが）などということは決してありません。「その人がいても大丈夫なんだ」と感じることから始めていかないといけないから、時間がかかるのです。

「ａ：脱抑制タイプ」は、器の受け入れ口が狭いため、そこに入ったかかわりだけが愛情として受け止められるため、支援に苦労するわけです。本人もこの狭い受け入れ口に入るものだけを求めてきたりしますが、それに応えることは狭い受け入れ口を広げることにならないばかりか、受け入れ口をよけい頑なに狭くしてしまいます。これが支援に失敗する原因になります。いかにして狭い受け入れ口から入り、それを広げていけるインパクトあるかかわりができるかが大切になります。この点も第２章で、不適切なアドバイスに基づく支援の失敗事例を紹介しながら解説していきたいと思います。

「ｃ：ＡＳＤと愛着障害併存タイプ」（愛着障害の第三のタイプ）は、狭い受け入れ口に蓋も付いていて、この蓋が閉まっているときは一切かかわりは受け止められない、愛情として感じられないことになります。これは大切な特徴で、受け入れ口の蓋が閉まっているときに行ったかかわりは、何をやってもうまくいかないのです。ですから、このタイプとかかわるときには、一度や二度、試したかかわりがうまくいかないからといって、すぐに諦めないことが大切です。蓋が開いているタイミングを見計らって、また何度かやってみる必要があるわけです。蓋は、特に不適切なことをしてしまったりして叱られたときや、自分の思いが受け入れられないと感じたときに閉まります。しばらく時間がたってから、場所を変え、人を変える対応が必要でしょう。こうした対応のコツはまた事例で紹介させていただきます。

「愛情の器」モデルで表したもの　器の底の特徴

「愛情の器」の底の状態は、かかわりから感じたポジティブな感情・愛情を貯めて、それを愛情エネルギーとして持続的にいつでも使用することが可能かどうかを表しています。

「d：安定愛着タイプ」は「愛情の器」がしっかりしているので、愛情を感じ取り（底が少し狭いのは愛情への感受性の高さを示しています）、それをしっかり貯めることが可能です。ですから、いったんできたことを持続的にしていくことが可能となります。安全・安心・探索基地機能を担う人がそばにいないときも、この愛情エネルギーを使って自立的行動ができます。

「b：抑制タイプ」は「愛情の器」そのものがなく、受け止めを拒否していますので、当然、愛情エネルギーを貯めることはできません。

「a：脱抑制タイプ」は、器の底に穴があり、ポジティブな感情・愛情が入ってきたとしても、抜けてしまいます。感じたポジティブな感情・愛情はすぐになくなってしまいます。ですから持続的に愛情エネルギーを使うことができず、いったんできたことも刹那的で積み上がっていかないのです。

加えて、人は、いろいろな刺激に対して慣れてしまう刺激への馴化（habituation）という反応特徴を持っています。わかりやすいのが嗅覚刺激です。芳香剤が置いてある部屋に入ったとき、まず匂いを感じます。しかし、その部屋に居続けると、芳香剤から同じ匂い刺激はずっと発生しているのに、その感じ方はどんどん鈍くなっていきます。愛情刺激に対する反応も同じなのです。ある「１」のかかわりをしたことで、「１」の愛情を感じたとしましょう。次にまた同じ「１」のかかわりをして、馴化が生じると今度は「０・８」くらいの愛情しか感じなくなるのです。

しかし、器の底に穴のない「ｄ：安定愛着タイプ」では、先に感じた「１」の愛情を貯めていますから、合わせて「１・８」の愛情を感じることができます。だから、同じかかわりからそのつど感じる愛情は減っていっても、愛情が増えた実感を維持し続けることができるのです。

ところが、器の底に穴が開いている「ａ：脱抑制タイプ」では、同じかかわりでは、馴化によって感じられる愛情が減ってしまったように感じるため、「もっとして！」「これもして！」という愛情欲求エスカレート現象を生じやすいのです。その要求に応じて、たとえば「２」のかかわりをしても、そのときには「２」の愛情を感じますが、次もまた同じ「２」のかかわりでは、「１・６」くらいの愛情しか感じられないため、「３」のかかわりを要求する……という状況が続きます。要求に応える対応を続けたのでは、愛情欲求エスカレート現象は止まらず、別の対応が必要であることに気づかされるのです。

「ｃ：ＡＳＤと愛着障害併存タイプ」では、蓋付きの狭い受け入れ口と底の開いた器により、愛情エネルギーの貯まりにくさが非常に顕著となりやすいことを示しました（米澤〔二〇一八〕までは、底の穴は「ａ：脱抑制タイプ」で代表させていましたが、愛着障害の第三のタイプである「ｃ：ＡＳＤと愛着障害併存タイプ」でも愛着障害の特徴として底に穴があることを明記しました）。この愛着障害の第三のタイプでは、「蓋を開けてもいいんだ」「この感じた感情・愛情を貯めておいてもいいんだ」という感覚を身につけることが支援として必要になるのです。

「愛情の器」モデルに基づく愛着修復プログラム（ＡＲＰＲＡＭ）

筆者がこれまでさまざまなところで紹介してきた「愛情の器」モデルに基づく愛着修復プログラム（ＡＲＰＲＡＭ）では、「愛情の器」づくりを意識し、その受け入れ口を広げる支援、底の穴を塞ぐ支援、器をしっかりつくる支援を心がけて実践してきました。プログラムの概要を表にしてみました（表２）。

ここでは、そのポイントをいくつか紹介しましょう。

まず大事なのは、このプログラムは四つのフェーズからなっていることです。段階とは呼ばず「フェーズ」と呼んでいるのは、愛着修復の支援は特に支援初期の頃、段階のように着実に積み上がっていくのではなく、できるようになったかと思うとまた元の状態に逆戻りというような「行きつ戻りつの支援」となるからです。第２フェーズに行ったと思ったらまた第１フェーズに逆戻

表２　「愛情の器」モデルに基づく愛着修復プログラム（ＡＲＰＲＡＭ）の概要

第１フェーズ 受け止め方の学習支援	・**キーパーソン決定と役割分担による、わかりやすい支援体制構築**（１対１の関係づくり→キーパーソンにつなぐ・情報集約） ・**感情ラベリング支援＝感情学習**（気持ちに名前をつけ、言い当てる） ・**「具体的行動」「結果認知」「感情認知」「愛着対象」の連合学習**（「キーパーソンとともに」の意識化）
第２フェーズ こども主体で大人主導の働きかけへの応答学習	・**主導権をキーパーソンが握る＝「先手支援→個別の作業支援」←情報集約**（求めに応じるだけの後手対応では効果がない） ・**役割付与支援＝わかりやすい関係性＝関係意識化・行動の枠組み・報酬効果**
第３フェーズ 他者との関係づくり	・**橋渡し支援：**キーパーソンを軸に他者とつなぐ支援（相手の意図を通訳しこう伝えるよう認知・行動のモデル呈示） ・**見守り支援：**寄り添う移動基地（フォロー：修正と確認） ・**探索基地化：**固定基地（確認後の行動始発と報告・評価）
第４フェーズ 自立に向けて・次年度に向けて	・参照ポイントづくり：参照視を参照ポイントに転換し、行動のポイントとして意識化 ・**受け渡しの儀式：**新・旧キーパーソンと本人の３者立ち会いで実施（参照ポイントノート・参照視伝達）

りする、というように。もう一つは、こどもの発達段階、愛着障害の程度に応じて、「この子は第3フェーズから」というように、その子に合ったフェーズから実施し、これもまた「行きつ戻りつの支援」として使えるように考えたからです。

大切な要点は、誰がこどもの愛着対象（特定の人）になるか、つまりキーパーソンの決定が絶対必要である点です。この意識なしに愛着形成・修復はできません。

その特定の人と一緒に、こどもの感情の発達が未熟なことを踏まえて、感情のラベリング支援で感情学習を行うことが必要です。「誰と一緒だから、その感情が生じたか」を確認すること、すなわち、愛着対象意識が、その人に対する安全・安心基地機能を育むことになるのです。これができれば、「愛情の器」の底の穴が塞がれ、愛情エネルギーは蓄積されます。感情には、いろいろなことをしても同じポジティブな感情を生じさせることに気づくことで、さまざまな行動をつなぐ、あるいは人とつなぐ蝶番の役割があるのです。

そして、こどもが欲しがる前に「先手」でかかわる支援、キーパーソンの主導権を意識した支援が必要です。これが愛情欲求エスカレート現象、自己防衛を防ぎ、「愛情の器」の受け入れ口を広げることになるのです。自分から要求しないともらえない愛情などいくらもらっても安心できない、要求しなくても先に愛情を感じさせてくれる相手にこそ安心感を抱くことになり、そのかかわりを受け入れていいのだとわかり、「愛情の器」の受け入れ口が広くなっていくのです。

具体的対応の実際は、第2章以降に紹介する事例の中で言及していきます。

「愛情の器」モデルに基づく愛着修復プログラムの意義

現状、医療的措置、つまり薬物療法で愛着障害は治せません。カウンセリングや心理療法をときどき実施するような心理的手法でも、愛着障害は治せません。

また、外部の人間が観察しているときに限って普段の気になる行動が出ない、いわゆる表面的にいい子を演じられるという特徴が、愛着障害のあるこどもにはあります。ですから、心理教育プログラムやソーシャルスキルトレーニングのセッション学習をしても、そのときは上手にできても、普段の行動は改善しない、むしろ、よけい過激化・悪化することになります。

「愛情の器」に基づく愛着修復プログラムは、心理教育プログラムやソーシャルスキルトレーニングと異なり、セッション制をとらず、日常生活に埋め込まれた支援プログラムですから、成果がセッション内に閉じず、開かれた応用効果が期待できるのです。そして、どの発達段階のこどもも、大人にも使用可能であり、「いつでも」「どこでも」できる支援プログラムです。

また、このプログラムを通して言えるのは、愛着形成の三つの基地機能の観点から、まずネガティブな感情から自分を守る安全基地からつくるのは非常に困難で、ポジティブな感情を育む安心基地からつくっていく支援こそが、愛着修復のコツだということです。

第2章

事例でわかる！「してはいけない」対応

愛着障害のあるこどもには、よかれと思って行った対応が、結果的に愛着障害の特徴を増幅してしまうということが多々あります。愛着障害の専門家でない方が、そのような間違った対応のアドバイスをされている例にもたくさん出会います。

第2章では具体的な事例を通して、愛着障害のあるこどもに「してはいけない」対応を確認していきましょう。

1

こどもの感情に期待する対応をしてはいけない！

★愛着の問題を抱えるこどもは、自分の気持ち、他者の気持ちはわからない

【事例Ⅰ】　小学校五年生の男児Aくん。母親は「本当は育児をしたくない」と育児忌避感があるが、「こどもにあまりかかわっていない」という罪悪感を抱いており、こどもの要求をすべて受け入れるので、はた目には溺愛しているように見える。
学校では、教師が教室に入ったときに椅子が転がっていたので、「誰だ？」と聞くと、Aくんは指摘されたわけでもないのに、いきなり「俺じゃない！」とわめいた。普段から、モノを投げたり、暴言を頻繁に発する。叱ると、寝転びながら蹴るという寝技的攻撃をよくする。「どうしてそんなことをしたの？」と教師が聞くと、「わからん！」とよけいに暴れる。

［事例2］　中学校一年生の女子Bさん。公立の高校に併設された進学校に通う。小学校時代は学業成績がクラスでトップだったが、中学校では授業についていくのが少しつらくなっている。学校では問題は起こさないが、帰宅後、母親の前で暴れたり、「どうせ私なんか…」という自己卑下的な言動や、母親への暴言が頻繁に起こっている。母親が「どうしたの？」とおろおろしながら聞きただすと、よけい攻撃的になって暴れる。学校に相談しても、「学校では問題ない」と相談にのってもらえない。登校渋りも出てきている。

［事例1］では、先生は「（椅子を転がしたのは）誰だ？」と聞くと、「それをしたのは自分だ」と答えてくれるだろうというこどもの反応にまず期待してしまいました。しかし、愛着障害のあるこどもは、「自分がしたと責められた」と受け止めてしまい、たとえ自分が本当にやっていても、「自分じゃない」と否認し、自分を守ろうとします（自己防衛）。ネガティブな感情から誰も

守ってくれませんから（安全基地機能の欠如）、感情の紛らわせ行動でモノを投げたり、安心を求めて床に接触して寝転びながらでなければ攻撃できない状態になっています。また、愛着障害のあるこどもは、自分を振り返り、そのときの感情をしっかり自己理解できないので、「どうしてそんなことをしたの？」という質問は無理難題であり、わからないことを聞かれて感情混乱に陥ってしまうのです。

ですから、この場合は、「誰がしたのか」「なぜしたのか」を問うのではなく、（誰がしたのかわからないときは）「ちょっと嫌な気持ちになって椅子に当たっちゃった子がいるみたいだね～」、（その子がしたとわかっているときは）「嫌な気持ちになったんで蹴飛ばしちゃったね～」などと、気持ちを言い当てる対応が必要なのです。

［事例2］は、「愛着障害の行動の問題は、出やすいところに出てしまう」という現象にあたります。Bさんは、念願の進学校に通えたのだからと、無理に頑張ろうとしているのでしょう。知的に高く、学力があっても、そのつらさ、しんどさを自分できちんと感情的に理解して、それを母親に訴えることができていません。このように、感情だけが未発達であるということは、親や教師から理解されにくく、その子に合ったかかわりができないことが多いのです。愛着の問題を抱えるこどもとかかわる際、「この年齢なら、自分の気持ちに気づいて自分で振り返り、自分で表現できる」と期待してはいけないのです。それは、知能が高いこどもに対して、ついしてしまう間違いです。

感情の発達、感情認知と感情表出ができるかは、年齢や知能と無相関、無関係です。「愛着の問題を抱えるこどもは、自分の気持ち、他者の気持ちはわからない」と受け止めることが大切です。ですから、この事例のような場合は、まずこの子の気持ちを母親あるいは教師が言い当ててあげることが必要です。

ただし、今、発生しているネガティブな感情や嫌な気持ちを直接言い当てると、それで解消することもありますが、思春期以降のこどもには逆効果になることもよくあります。いきなりネガティブな感情を言い当てられても、自己防衛して受け入れず、反発したり、攻撃的反応を示してしまうのです。

まず、一緒に料理をつくったり、犬の散歩をするなど、何か簡単な「一緒の活動」をして、そのときのポジティブな気持ちを「何かを一緒にすると楽しいね～。助かるよ～」と言い当てることから始めたほうがよいでしょう。「安全基地より、まず安心基地の再確認、再構成から」ということが大切なのです。

ここがポイント！ 理解と支援

愛着障害のあるこどもは、年齢や知能にかかわらず、感情が未発達で、「自分の気持ち、他者の気持ちはわからない」と受け止めることが大切。「どうしてそんなことをしたのか」と聞かれると感情混乱に陥る。まず、その子のポジティブな気持ちを言い当てて、安心基地の再確認、再構成をしていく。

★無責任にほめることも、こどもの感情に期待した対応

【事例3】 小学校三年生の男児Cくん。学童保育の指導員に「ババー死ね！」などと暴言を吐く。目立ちたい、笑ってほしいという気持ちが強く、言動に注目しないと怒る。学童保育の部屋を飛び出して、一年生の男児がいるところで行儀よくしていたので、行儀よくしたことをほめると大暴れした。

【事例4】 中学校二年生の男子Dくん。授業中の教室に入れず、特別支援学級の先生と生徒たちが花壇の世話をしているところに参加していた。そこを通りかかった教頭が「頑張って世話してるね～」と声をかけると、突然怒り出し、「頑張ってなんかいない！」とわめいた。

［事例3］のように、好ましくない行動の後に無理に良いところを探してほめても、よけい悪態をついたりパニック的に暴れたりすることはよく見られる現象です。愛着の問題を抱えているこどもには否定的な自己評価があり、自分はほめられるはずがないのにほめられたので、そのほめを〝まやかし〟と受け止めることが多いのです。

また、普段、家や学校で不適切なかかわりとしての厳しい対応を受けていて、好ましくない行

動をしたときには叱られるものだと強く学習してしまっており、「部屋を飛び出したのにほめるのはおかしい」と受け止めて混乱した可能性もあります。これは愛着障害の第三のタイプである「自閉症スペクトラム障害（ＡＳＤ）と愛着障害併存タイプ」の場合によく見られます。

このような場合は、「部屋を飛び出したのはいけなかったけど、一年生の世話をしてくれていたんだね、ありがとう」などと、ほめる部分をしっかり限定してほめるのも一つの方法です。しかし、そもそも部屋を飛び出したこどものほうに、行動の始発、主導権があるので、それを追いかけていった場面で感情につながる対応をするのは避けるべきです。「部屋に○○をしに行こう！」などと言って、「いったん、主導権をこちらに移して」から、そこで行った行動をほめるのが適切です。

［事例４］では、教頭先生が通りがかりに、花壇の世話をしているという良い行為を見つけたのでほめたのに、Ｄくんが怒り出しました。これは、ほめられたとき、どんな気持ちになっていいかわからないために感情が混乱したと考えられます。単に「頑張ってるね！」とほめることは、愛着の問題を抱えるこどもにとっては曖昧で、どんな気持ちになればいいかを教えない無責任な対応になってしまうことがあるのです。

こんなときは、「花に水をあげてくれてるんだね、ありがとう。花も喜んでるね。きっとＤくんも、水あげながらうれしい気持ちになったよね！　ほら、こうやってしていることをほめられたら、うれしくなるよね」などと気持ちを代弁してほめます。そして、Ｄくんにとって特別支援学級の担任が一番頼れる存在になっているのであれば、「ねえ、○○先生にもほめてもらおうね。○

○先生、Dくん、頑張ってますよね～」などとつなぎます。そうすると、特別支援学級の担任がキーパーソンになりやすくなり、キーパーソンとこどもとの関係性が強まります。

「ほめると怒り出す」のは愛着障害の特徴で、感情が未発達なゆえによく起こる現象です。そもそも「こうすればほめられる」という一貫した対応がされていないと、いろいろな対応に対して「うれしいけれど嫌だ」というアンビバレントな感情が発生しやすく、猜疑心が生じて疑心暗鬼になります。ほめられることに慣れていないと照れくささも加味され、そうした不安定な気持ちの処理に困って感情が乱れます。そして、たいていの場合、こどもがその行動を自分の意思で始めているときに、この反応が多くなるのです。主導権がこどもにあるため、その行動に対して行った支援はうまくいかないということです（この点に関しては本章3で取り上げます）。

ここがポイント！　理解と支援

愛着障害のあるこどもは、ほめられたとき、どんな気持ちになっていいかわからないために、感情が混乱することがある。ほめる部分をしっかり限定し、ほめられたときにどんな気持ちになればいいかを教えるようなほめ方をする。そして、「こうすればほめられる」という一貫した対応をする。

2 叱る対応や追い詰める対応がさらなる問題を引き起こす！

叱る対応や追い詰める対応が引き起こす問題――家庭で

愛着の問題を抱えるこどもの未発達な感情を踏まえずに、つい「叱れば、それがよくないことだとわかるだろう」と安易に考えてしまうと、いくら叱っても行動が改善しないので、こどもを追い詰める対応になってしまいます。これは実は、結果的に大人も追い詰められてしまっているのですが、追い詰められたこどもはもっと大変です。そんな事例を紹介してみましょう。

【事例５】　保育所・年長の女児Eさん。言い出したら聞かない、先生や親の言うことを聞けないなどの特徴がある。叱ると、長時間、泣き続けたり、部屋の隅ですねたりする。プチ家出をしたこともある。家出の理由を聞くと、「一人で行けると思った」と答える。

何かのきっかけで、保育所の給食時に箸を噛んで折るようになった。理由を聞くと、「噛んだらどんな気持ちがするかと思った」と答える。こうした行動は、次女が生まれてしばらくたってから顕著になった。父親は「上の子は甘やかしてはいけない、厳しくしつけるべき。言うことを聞かないなら叩くことも必要」と言う。父親が怒らないようにと、母親が先回りして叱ることが多くなってきた。

このような子育てに関するご相談も多くいただきます。

まず、パターンとして、第一子は第二子以降のこどもが誕生することで、それまでの親との一対一、独占的な関係が壊れたと受け止め、親が自分に対して疎外的になったと感じてしまうものです。このような場合、「上の子アワー」「上の子デイ」をつくることをおすすめしています。下の子といつも一緒で我慢させられることが多い上の子と、二人きりの時間をしっかり持つことが大切です。しっかり一対一の関係を確認することで安心基地の確認ができ、ポジティブな感情を愛情エネルギーとして貯めることができるからです。

また［事例5］のEさんの場合、自閉傾向の特徴があり、理由を聞くと独特の答えが返ってきます。それが親御さんをよけい感情的にすることにつながっています。愛着の問題を抱えているこどもに「行動の理由を聞く」のは、聞いたほうの厳しい対応を誘発しやすいので、「してはいけない」対応の一つです。感情と一緒で、行動の理由も言い当ててあげるのが最適です。どの理由を言っても「違う」という反応が返ってきたら、「わかんなかったんだよね。大丈夫だよ」で納めればいいのです。

［事例５］の父親は、叱ることでこどもの行動が改善すると勘違いされ、改善しなければ身体でわからせればいいと考えてしまっています。しかし、「叱る」という正面否定の対応がこどもの感情を混乱させ、それがこどもの不適切行動（Eさんの場合は長時間すねる、家出という逃避行動など）や攻撃性を誘発し、結果、親の不適切なかかわり（マルトリートメント）を生じさせ、「虐待」につながってしまうというパターンを指摘できます。母親はそれを防ぐため、先回りして叱って、父親に叱らせないようにしようとしています。しかし、母親も叱ることで、こどもは自分の愛着の安全・安心基地が消滅したという思いを持ってしまうことになります。

「〜してはダメ！」と叱るのは、愛着の問題を抱えているこどもには「してはいけない」対応です。その行動をしなくてすむように、「○○しよう！」と別の行動をするように誘い、その行動をしたらほめ、ポジティブな感情を確認する対応をします。

ただし、ここでも大切なのは、単に違う行動に誘う、すなわち代替行動支援をするだけではなく、「誰と一緒に」その行動をすれば「どんないい気持ちになるか」の確認、すなわち「感情のラベリング支援」が必要です。

筆者が母親にアドバイスさせていただいたのは、上の子に役割付与支援をすることでした。まず、お母さんに頼まれて、お母さんの手伝いをしてほめられる経験をし、下の子の世話もお母さんからほめられることである、というように役割を広げていき、下の子に対するネガティブな感情も変えていくのです。

ここがポイント！ 理解と支援

愛着障害のあるこどもは、叱られても行動を改善しないため、つい、こどもを追い詰め、支援者も追い詰められる対応になりがち。叱られる行動をしなくてすむような、別の行動をするように誘うかかわりをしていく（代替行動支援）。その際、「誰と一緒に」その行動をすれば「どんないい気持ちになるか」の確認をしていく（感情のラベリング支援）。感情のラベリングがない代替行動支援は、愛着障害のあるこどもの支援では失敗するので、感情の確認を必ずすることが大切となる。

★叱る対応や追い詰める対応が引き起こす問題――学校等で

学校や保育所・幼稚園でも、愛着の問題を抱えるこどもの不適切な行動に対して、つい「叱る」という対応をしてしまい、うまくいかないため、こどもを追い詰め、先生自身も追い詰められている例に、残念ですがよく出会います。

【事例６】 小学校五年生の女児Ｆさん。好ましくない行動をして教師から叱られると黙ってしまう。返事をしないことを反抗と受け取った教師が厳しく問い詰めると、「えっ？

私、何したの？」とおどおどしてしまう。「忘れたのか！」とよけい叱咤されて、表情が凍りつき固まってしまう。

【事例７】 中学校一年生の男子Ｇくん。授業中、「紙くずを投げただろう」と教師から問い詰められた。実際、Ｇくんが投げたのだが、「やってない！」と抗弁。「やったのはわかっているぞ！」と教師が追い詰めると、Ｇくんは「おまえがやったんだろ！」と教師に言い返し、「何だと！」と教師も激高して怒鳴り合いになってしまう。

［事例６］では、Ｆさんの愛着障害からくる自分を守るために口を閉じる「自己防衛」という心の働きに教師が気づけず、「黙っているのは反省していないからだ」と思い、追い詰めてしまいました。そして、本当にそのときの記憶が消えてしまう「解離」という状況にＦさんを追い込んでしまいました。この先生には、Ｆさんの横に座って、「『した』と言って大丈夫だよ」と話しかけるようにアドバイスしました。

［事例７］では、先生はＧくんがやったのを見ていたのですから、決して憶測による決めつけではないのに、Ｇくんが認めないので引き下がれなくなってしまったのでしょう。どちらが上かという勢力争いに陥ってしまい、罵詈雑言が飛び交う残念な状況になってしまいました。愛着障害のあるこどもは、安全・安心基地機能が欠如しているため、相手より上に立つことで身を守ろうとします。事後、先生は筆者に、「お恥ずかしいところをお目にかけてしまいました。でも、なめ

られてはいけませんので」とおっしゃいました。先生も勢力争いに巻き込まれてしまっています。

この先生には、ちょっと違う話に逸らしてお互いの気持ちを変えてから、「さっきのことはよくないね」と話すようにアドバイスしました。愛着の問題を抱えるこどもに対しては、真っ正面からの対応はお互いをヒートアップさせてしまうのです。

ここがポイント！　理解と支援

愛着障害のあるこどもは、安全基地・安心基地機能が欠如しているため、口を閉ざしたり、相手より上に立ったりすることで自己防衛しようとする。援助者は、どちらが上かという勢力争いに巻き込まれないで、ちょっと違う話に逸らしてお互いの気持ちを変えてから、「さっきのことはよくないね」と対応する。

【事例8】　高校一年生の男子Hくん。父親が厳しい。クラブ顧問の女性教師のことが好きで、何度も話を聴いてもらっていたが、ある日、のこぎりを振り回して立ち歩き、他生徒に対して危険な行動をしてしまった。しかし、謝罪することができなかった（相手の保護者が謝罪と認めない態度に終始）。

Hくんは、一対一で指導すると比較的しっかり作業ができる。イライラすると暴言を吐いたり、走り回る。叱るとよけいわめいたり、目が泳いだり、固まったり、ウトウト寝てしまう。「死にたい」とか「家出する」と言って、荷物をまとめたりもした。教師の袖の中に手を入れてきて触る。かまってもらえないと、教師の顔を見ながら大きな音を立てて「うざい！」と言い、注意すると「殺すぞ」と凄む。女性教師の髪ゴムを取り上げ「返してやるよ」とうれしそうに返す。叱られても笑っているときもある。月曜日はテンションが高い。

アピール、かまってほしい、愛情欲求エスカレート、モノや身体を触る、振り回す、主導権を握りたがるという愛着障害の特徴が顕著です。叱ると感情が混乱し、自己防衛のため謝ることができず、生徒指導に困難が生じています。自己評価も低く、意識が飛ぶ解離現象もあります。叱っても、愛着障害のあるこどもにはいい方向への行動変容は起こりません。そのときの感情に気づいて自分で行動を変えることができず、感情混乱が起こるだけです。まして、謝らせようという指導は難しいです。まずは教師が代わりに謝り、「このことは先生が預かる」と本人に宣言し、一対一での一緒の活動を通して、ほめられてポジティブな感情を学習して、後日の謝罪を目指すのが最適です。

ここがポイント！　理解と支援

愛着障害のあるこどもは謝ることが難しいので、教師が代わりに謝り、「このことは先生が預かる」と本人に宣言し、後日の謝罪を目指す。

3

こどもの要求に応えるだけの対応をしてはいけない！

★「一対一」のときのこどもの要求にどう対するかがポイント

［事例9］　小学校一年生の男児I君。ひとり親家庭。母親には、自分がかわいがりたいときにだけ、恣意的にこどもをかわいがる傾向がある。授業中は立ち歩きが多い。鉛筆をいじったり、机を叩いたり、奇声をあげることもある。だだをこねて、泣き出すと幼児のような声で泣く。教師が二人きりの場面でかかわると、比較的おとなしい。クラスメートのしていることをしばしば邪魔する。特別支援学級では、教師に猛烈に抱きつき、なかなか離れない。

たとえ、親御さんがかかわっていても、こども本人が求めているときにかかわるのではなく、

「親がかかわりたいときにだけかかわってくる」とこどもが受け止めれば、愛着の問題が起こります。

その証拠に、［事例9］のＩ君は、授業がわからずおもしろくないというネガティブな感情が生じると立ち歩きます。鉛筆などモノを触って安心を求めたり、ネガティブな感情、嫌な気持ちを紛らわせるため、机を叩いたりします。だだをこねるのは、自分の思いと食い違うことが起こるとそれを受け入れられない状態を表しています。幼児のような大泣きは、感情的にパニックが生じていることが想定できます。奇声もよくあげていることから、自閉症スペクトラム障害（ＡＳＤ）と愛着障害が併存する第三のタイプの愛着障害である可能性が高いでしょう。

Ｉ君は、教師と二人だけの「一対一」の場面でのかかわりでは落ち着いていて、教師一人に対してこどもがたくさんいる「一対多」の場面でよく問題が発生しているようですが、これも愛着の問題の特徴です。「一対一」は「特定の人」との絆である愛着形成の状態と近いから落ち着けるのです。だからＩ君は、その「一対一」の状態をつくるのを邪魔していると感じるクラスメートに対して嫌がらせをしてしまいます。自分ができないのに他児ができているとうらやましくなったり、嫌な気持ちになってしまうことも、この行動を助長します。他児から「やめてよ」と言われるとよけいに嫌な気持ちが増えますから、その子を叩いたりする攻撃行動も現れるのです。

問題は、「一対一」のときのこどもの要求にどう対応するかです。特別支援学級などではこどもの数が少なかったりするので、よけい教師への独占欲が強くなり、抱きつき行動がよく現れるのかもしれません。この事例の先生もそうでしたが、優しいがゆえに、抱きつかれると抱っこしていたので、I君の抱きつき行動は日増しに増えていきました。先生が「離れて」と言ってもI君はなかなか離れず、無理に離そうとすると嫌がってよけい離れなくなるという悪循環になってしまっていました。

こどもが抱きつきたいなら気がすむまで抱くという対応は、愛着障害のあるこどもには「してはいけない対応」です。抱きつきたいなら抱いてあげれば、いつか満足して気がすむだろうと思うかもしれませんが、これが間違いなのです。愛着障害のあるこどもは、自分が要求したことをしてもらって、その要求が満たされても、全然、安心できない、こころは満たされないのです。それは、「今は要求したら抱いてくれたが、次に要求したときに抱いてくれる保証はどこにもない」「要求しないと抱いてくれないかもしれない」という思いを持っているからです。

こどもの要求を満たすには、本人の満足感・安心感を満たす装置、すなわち、「愛情の器」ができていること、できていてその器の底に穴がなくて感じた安心感や愛情を貯めておける状態がないと満たされません（第1章5参照）。「愛情の器」の受け入れ口が小さければ、要求してもその一部しかもらえなかったと受け取るでしょう。だから、愛着障害のこどもの要求を受け入れる対応はうまくいかない結果につながるのです。

そして、そもそも要求したのはこども本人です。こどもの要求に応じるということは、こどもが「先手」をとって行動を開始してしまっており、その後に行った対応はすべて「後手」になってしまうため、支援の効果はほぼないということです。

ここがポイント！　理解と支援

愛着障害のあるこどもは、教師一人に対してこどもがたくさんいる「一対多」の場面では愛着の問題がいっぱい発生するが、教師と二人きり、「一対二」になると落ち着くという特徴がある。その「一対二」のときのこどもの要求にどう対応するかが、かかわりのポイントとなる。愛着障害のあるこどもは、自分が要求したことをしてもらって、その要求が満たされても、全然、安心できない、こころは満たされない。こどもが「先手」をとった行動にただ対応する「後手」の支援では、効果がない。

「先手」をとって、感情のラベリング支援を

では、どうすればよいのでしょうか。

まず、抱きつかれたとき、そのまま抱っこするだけでは、「後手」の支援になってしまいます。こちらが「先手」を握り返すためには、こどもが求めた要求の満足度が一瞬高まるような対応をして、その行為を終了あるいは切り替えしやすくするのです。例えば、抱きつかれたら、ぎゅっと抱きしめて、抱かれ感を最大の状態にして、そのときの感情をラベリングします。「今、ぎゅっと抱きしめられて気持ちいいね！」と。

次に、この気持ちのよさを媒介にして、「あのね、先生と握手しよう。握手すると、とっても気持ちがいいんだよ！」と、気持ちいい行動が発生する別の行動に誘います。この握手は抱きつきとは違い、こちらが「先手」をとった行動ですから、この後、生じる「先生と握手すると本当に気持ちいいね！」という、愛着対象を意識した感情のラベリング支援をすることができるのです。

これは単なる代替行動支援ではありません。感情のラベリングを媒介とした感情確認後の、感情と連結された代替行動支援です。感情を媒介にしない代替行動支援は、愛着障害の支援ではほぼ成果にはつながりません。

一番の「先手」支援は、例えば、特別支援学級にこどもが来たらすぐに、「これしよう！」とこちらから何らかの行動に誘うことです。そして、その行動を教師と一緒にしたことで生じる感情をラベリングして、言い当てることが大切です。こどもがうれしそうな顔をしているからうれしいんだろうと憶測して放置したり、「今、どんな気持ち？」などと感情を問わない。感情をキーパーソン（教師）が言い当てることが大切です。

［事例9］のI君もそうでしたが、どうしても接触感を求めるこどもには、キーパーソンのほうから率先して、身体に触れることが必要です。教室に来たら、まず先に握手、その後、腕をさすってあげる、肩をもんであげる等、こどもが嫌がらない、年齢的にみて不適切でない接触行動をして、「先生に触れてもらうと気持ちいいね！」と確認した後、「これしよう！」と誘えばいいのです。

I君の場合、自閉傾向もありましたから、まず、抱きついたときに、満足して終える練習を一つ一つ目標設定しながら行っていくことをアドバイスしました。ぎゅっと抱いて終わる練習、握手して終わる練習、こちらから握手を求めるとそれに応じる練習、抱っこを要求した後で握手で応えて満足する練習というように。他にも、自閉スペクトラム障害を併せ持つ第三のタイプの愛着障害ならではの支援もアドバイスしましたが、ここではそれは割愛します。

ここがポイント！　理解と支援

愛着障害のあるこどもには、「先手」支援を意識する。こどもの要求には、その要求の満足度が一瞬高まるような対応をして、「気持ちいいね！」と感情のラベリングをし、その気持ちのよさを媒介に、別の気持ちのいい行動に誘う。そして、「先生と○○すると本当に気持ちいいね！」と、愛着対象を意識した感情のラベリング支援をしていく。

こどもに「主導権」を握られたままの対応は「愛情欲求エスカレート現象」につながる！

【事例10】　小学校二年生の男児Ｊ君。支援員が寄り添う「一対一」の支援体制がとられている。しかし、Ｊ君は授業中、すぐに教室を飛び出す。支援員が追いかけると、こちらを確認しつつ、さらに逃げ回る。一方で、支援員によく抱きついてくる。できそうもないことを「やった」と大言壮語のウソをついたり、よくないことをしたのに「やってない」

というウソをつく。

【事例11】　保育所の年長男児K君。多動傾向があり、じっとしていられず、奇声を発して走り回る。特に母親のお迎え時に走り回って逃げる。遊具のおうちの屋根に登ったり、汚れ物を振り回す。午睡時に手を口に入れる。親にはネグレクト傾向があり、身体清潔習慣がない。自分がやりたいことがあると我慢できず、そのとき保育者が促した行動をとれない。事前に保育者と約束をすると、できることもある。

［事例10］では、「一対一」の個別支援体制がとられているにもかかわらず、キーパーソン（支援員）とこどもとの関係性の問題として、こどもがいつも「主導権」を握り、支援員はその対応に追われているため、支援が効果を持ちません。

そもそもこどもが飛び出したから追いかけるという対応は、こどもが先にその行動をして「先手」をとり、「後手」で支援員が追いかけるという図式です。

そして、教室を飛び出した後、後ろを振り返り、追いかけてきてくれているか確認をするのも、愛着障害の特徴です。振り返ってこちらの姿が見えないと、わざわざ少し戻ってくる子もいます。そして、追いかけてきたこちらの姿を見つけると、また逃げ出します。J君もそれをしています。教室を飛び出すと追いかけてきてくれる、追いかけてきてほしいのでわざと飛び出す。つまり、追いかけさせるために飛び出すということで、追いかければ追いかけるほど、その行動がエスカレートしていきました。「愛情欲求エスカレート現象」です。

これは、この飛び出し現象の「主導権」をJ君が握ってしまっており、いわばその主導権下で支援員が踊らされている、振り回されている状態だと言えます。抱きつき行動もそうです。筆者が観察したときには、支援員に「抱かせてやっている」というように見えました。

また、大言壮語のウソは、「自分はこんなすごいことをしたんだぞ」と自己評価を上げるための「自己高揚」の特徴です。やったことを認めない否認のウソは、悪いことをしたことを認めると自分が壊れるため自分を守ろうとする「自己防衛」です。このように、J君の行動には、愛着障害の特徴がたくさん見られます。

［事例11］のK君にも、嫌な感情を紛らわせるための「ムラのある多動」が見られ、高いところに登りたがるという「危険な行動」、モノを振り回すという「感情の紛らわせ行動」、手を口に入れるという「口の問題」など、愛着障害の特徴的な行動が見られます。

親御さんの対応にネグレクト的な部分がありますが、そうした場合、特に幼児の場合は、こっちを向いてほしくて「愛情欲求行動」のうちの「注目アピール行動」が多くなります。K君は、母親のお迎えのときに、わざと逃げます。いつもはかまってくれない（とK君は受け止めている）母親でも、お迎えのときには、（自分のこどもを間違えずに連れて帰るには）K君のほうを向きます。母親が自分のほうを向いてくれていると思えるこんなうれしい瞬間、すんなり帰ってしまうとすぐに終わってしまいます。わざと逃げれば、家ではほったらかしかもしれない母親も、わが子をとりあえず連れて帰るには追いかけるしかないわけで、こどもはこうして自分の思うように

「主導権」をとって母親に追いかけさせることができるのです。家に帰ってしまったらもうかまってもらえないと思っていれば、必死に逃げようとするでしょう。

ここがポイント！ 理解と支援

例えば、こどもが教室から飛び出したときに追いかけるという対応は、こどもが「先手」をとり、支援者が「後手」となっている対応。こどもが「主導権」を握ったままの状況では、追いかければ追いかけるほど、その行動がエスカレートする。そのような「愛情欲求エスカレート現象」について理解しておきたい。

★「主導権」を意識した支援の方法

〔事例10〕では、飛び出したこどもを追いかけるから「後手」の対応になり、こどもに「主導権」を奪われやすくなります。このとき、こどもを教室に戻しやすい立ち位置にいるのは、はじめから教室の外にいる管理職や別の先生方です。こどもより先に教室の外にいたからです。

しかし、外にいた先生が「教室に戻ろう」と声をかけてしまうと、こどもに「主導権」を渡した状態になってしまいます。こどもが先に教室を出たことを認め、そこから「戻ろう」と言ってしまうからです。ですから、例えば「先生と教室に行って、このプリントをみんなに配って！」

と誘えば、「先手」の支援になり、「主導権」がその先生にある状態でその行動に誘えるのです。

教室にいた先生は、「プリントを配りにきてくれたんだよね、待ってたよ！」と、教室を飛び出したことなどおくびにも出さずに、これからする行動を「知っていたよ、プリント配ってくれるんだよね」と迎えます。そのためには、外にいる先生との連携が必要です。あらかじめ、教室の外に出たときに「こう言って戻します」と決めておくとよいでしょう。本人がその誘いにのらないときのことも想定して、二、三のパターンを決めておき、どのことばで戻ってきたかをサインで伝えるのもよいでしょう。

ウソへの対応については、また別途、取り上げたいと思いますが、愛情欲求のウソに応えても「主導権」がこどもにありますから、ウソがどんどんエスカレートします。また、「自己防衛」のウソであることを指摘すると、自分を頑なに守ることをエスカレートさせるだけであることは、「主導権」の観点から指摘しておきたいと思います。

［事例11］では、お迎え時の行動を「保育所から帰る」という行為としてこどもが認識すると、どうしても「主導権」はこどもにある状態になります。母親が「主導権」を握れるように「〇〇に行こう！」と誘うのもたまにはよいのですが、毎度となると、こどもはどこかに行かないと保育所から帰らなくなり、結果、「主導権」はこどもに帰する状態になってしまいます。

おすすめしたい方法は「主導権の伝達」です。まず、お迎えの時間が近くなってきたら、保育所でキーパーソンとして安全・安心基地の役割を果たしてきた先生が、「これ一緒にしようか！」と「一対一」でK君と一緒の活動をします。それをしているうちに、母親が迎えにきたら、すぐにやめて引き渡すのではなく、その活動に母親にも参加してもらいます。

これは、登園してきたときになかなか母親と離れられない場合の母子分離不安のこどもでも行う方法ですが、同じ作業を一緒にすることは、分離抵抗を下げ、分離しやすくなるのです。その活動を「家でも続けてお母さんにしてもらおう」とバトンタッチできると、「主導権」が同じ活動をすることで移行できるのです。ただ、この方法の弱点は、保護者の協力が得られず、そのようにバトンタッチしたのに家ではしてくれない、あるいは「そんな暇はありません」とすぐ帰りたがる保護者の場合は使えないということです。

事例のK君の場合もそうでしたから、「事前に保育者と約束をすると、できることもある」という部分に着目して、保育士の先生に「報酬サンドイッチ支援」を意識してかかわるようにアドバイスしました。まず、いい気持ち、ポジティブな感情を実感してもらうために、簡単なことをしてすぐほめる支援をお願いしました。一つだけ「すること」を約束して（入り口を狭く）、やったらすぐに（短いスパンで）、そのことだけを一つほめる（出口を狭く）支援です。この延長線上に、「帰園の準備」「母親との確認」「一緒に帰る」という行動をつけ加えていったのです。こうした支援方法は、自閉スペクトラム障害を併せ持つ第三のタイプの愛着障害にも効果的です。

次に、中学生の事例で「主導権」を意識した支援の方法を考えてみましょう。

【事例12】 中学校二年生の男子L君。授業中の立ち歩きがある。通りがかりにクラスメートのペンを取り上げたり、弱い立場のクラスメートにちょっかいを出す。きつく叱られて一回キレると、周りが見えなくなるくらい暴れる。好きなことに関する観察力は鋭い。毎日、保健室に、「ここが痛い」などと訴えにくる。放課後の支援学習には、学習しないのに顔を出してはすぐにいなくなる。人におごるのが好き。前担任の言うことは聞けるが、他の教師には、どこまでやれるか試すように反抗や授業妨害をする。父は厳しく暴力的。

モノを取る行為やちょっかいはネガティブな「感情の紛らわせ行動」、あるいは人に影響力を行使することで自己評価を刹那的に上げる「自己高揚」で、人におごるというのは感謝され自己評価が上がるためにとっている行動です。「注意する」「叱る」という真正面からのかかわりや、その行動をした後に叱るという「後手」の対応はうまくいかず、パニックを起こすところから、自閉スペクトラム障害を併せ持つ愛着障害の第三のタイプと考えられます。先生の反応を確かめる「愛情試し行動」もしています。保健室での訴えも、L君が「主導権」を握って、養護教諭を意のままに動かそうとしているようすと言えます。

この事例の場合は、まず、授業中に座っていられる作業（L君の場合は絵を描くこと）をすすめて、それができたらほめる、という支援をアドバイスしました。前担任をキーパーソンとして、その指示でどの教科でもその作業をして、教科担任からほめられ、それをキーパーソンに報告して、キーパーソンからもほめられる、というような「主導権」を意識した対応です。これによって、L君の行動は改善していきました。

放課後の支援学習は「一対一」での個別支援のチャンスです。L君は顔を出しても何をしたらよいのかわからないので、すぐにいなくなっていたのでしょう。ですので、ここでも、キーパーソンの指示によって簡単な学習を一緒にすることが、一番の安心基地づくりとなりました。

ここがポイント！ 理解と支援

支援者、特にキーパーソンが「主導権」を握るような支援の方法を工夫していく。その際、支援者間で「主導権の伝達」をしていくとよい。一つだけ「すること」を約束して、やったらすぐに、そのことだけをほめる、という形で、支援者が「主導権」を握ったかかわりをするのも有効である。

4 受容や傾聴で対応をするとどうなるか？

「こどもを無条件にすべて受容する対応」をするとどうなるか？

【事例13】　小学校五年生の女児Ｍさん。夜尿が残る。他児や指導員の先生に対して、すぐ手が出る、足が出るという攻撃行動の問題がある。それが昂じて、指導員の先生にも「こうしろ！」と偉そうに命令するようになってきた。どういう対応をすればいいのか。

この事例は児童福祉施設の指導員の先生からの相談です。実はこの先生は、筆者のところに来る前に、別の心理専門家に相談していました。そして、「この子は自分のことを受容される経験を十分できていない。もっと、何でも無条件に受け入れるべきである。この子の命令にはすべて従いなさい」とアドバイスされたそうです。言われた通りに、この指導員の先生は何でもＭさんの言いなりに従ったそうです。すると、Mさんの要求・命令は収まるどころか、どんどんエスカレートしていきました。

こどもの要求を受容し聞き入れる対応は、そもそも「後手」の対応で、主導権がこどもにあるため、愛着障害のあるこどもや愛着の問題を抱えるこどもの場合、要求はエスカレートします。また、愛着障害のあるこどもは、受容されたことをどのように受け止め、どんな気持ちになればいいのかわかっていないので、感情が混乱してよけい無茶な命令をしてしまうのです。

愛着障害のあるこどもには自分を受容されたと感じるこころのしくみができていないため、愛情欲求も理不尽な命令も、それが受け入れられ叶った場合、そのときだけの刹那的な快感はあっても、そこで生じたポジティブな感情が、誰によって、どうもたらされたかが、わからないのです。そして、「愛情の器」がちゃんとつくられていないので、そのポジティブな感情を貯めておくこともできません。

ですから、またその刹那的な感情だけを求めて、欲求し命令します。さらに、快感の感度はその刺激に対する馴化によって鈍ってしまうため、要求はエスカレートします。特に命令の場合は、自分の苛立つネガティブな感情も併せて生じますから、馴化もさらに急速に生じやすく、相反する感情が混乱を助長し、自分でもわけがわからない状態で、そのエスカレートは愛情欲求のときよりすごいスピードとアップ率で強まっていくのです。

Mさんが本当に安心するためには、こちら側が主導権を持って「こうしてみよう！」と投げかけ、それができたときのポジティブな感情を確認することが必要なのです。

ここがポイント！　理解と支援

愛着障害のあるこどもは、受容されたとき、どのような気持ちになればいいのかわからない。そのため、受容されると感情が混乱して、無茶な命令をしてしまうことがある。そして、その命令が受け入れられると、刹那的な快感を得、さらに要求がエスカレートしていく。支援者側が主導権を握り、「こうしてみよう！」と提案し、それができたときのポジティブな感情を確認するという、愛着障害のある子への支援の基本を押さえたい。

★「こどもの話をしっかり聴くという傾聴の対応」をするとどうなるか？

【事例14】　中学校二年生の女子Ｎさん。今まで自分のことしか関心がなかったが、ようやく、周りのいろいろなことに関心が出てきて、「友達にどう思われるか」とか「嫌われるかも」などと、妄想気味におびえたり、不安がる。こういうこどもには、言いたいことをずっと聴いてあげるという共感と傾聴という対応でいいのか。

この事例も児童福祉施設の指導員の先生からの相談で、筆者のところに来る前に、別の医療専門家に相談していました。そして、「この子の話を共感しながらただ聴いてあげるという傾聴の対応をすれば不安は収まる」とアドバイスされたそうです。その通りしてみると、Nさんは話し出したら止まらなくなってしまいました。延々、数時間にわたってたくさんの話をしましたが、最後に「いくら話しても、先生は全然わかってくれない！」と言ったかと思うと、大暴れを始めてしまったそうです。

Nさんは発達障害もあって、この年齢でやっと周囲の人に関心が向き始め、今まで感じたことのない不安な気持ちになり、それをどうしたらいいかわからない状態でした。Nさんの話をただ聴くという傾聴の対応が、Nさんの感情をよけい混乱させ、話はあちこちを行ったり来たりして、最後に感情大混乱、パニックに陥ったのです。

カウンセリングにおける傾聴による共感という手法は、来談者中心法と呼ばれるように、カウンセラーが傾聴することでクライエントが自分で自分の気持ちに気づき、整理するチャンスを与える支援です。しかし、愛着障害あるいは愛着障害と発達障害を併せ持つこどもには、自分で話しながら自分の気持ちに気づくというこころの回路は期待できません。感情が十分発達していないので、この対応ではうまくいかないのです。

ですから、「こんなときにこんな気持ちになったんだよね」といろいろ聴くのではなく、不安な気持ち、ネガティブな感情が起こる条件を限定させ、そのときの気持ちをこちらが言い当てます。そして、そのネガティブな感情をどうすればいいかを問うのではなく、「そんなときはこうしてみよう、そうすればこんな気持ちになれるよ」と、支援者のほうから、どうすればポジティブな感情が生じるかを伝えます。

例えば、この事例のNさんには、「自分が友達にこれしようよと誘おうと思ったとき、うんと言ってくれるかなと気になるよね」という形でネガティブな感情が起こる条件を限定し、そのときの気持ちを「それは、大丈夫かなあという心配の気持ちだよ」と言い当てます。そして、「友達がどう答えるか心配の気持ちになったときは、先生に『これ言っても大丈夫かなあ』と言ってみよう。それが無理だったら、まず言いたいことを手紙に書いてみよう。そうすれば、『大丈夫かもしれないな』『ほっとした』という気持ちになれるよ」と、ポジティブな感情が生じる方法を伝えるのです。

これが愛着の問題から来る不安解消の対応です。こう受け止めれば整理できるという、受け止め方の支援が必要なのです。

ここがポイント！　理解と支援

傾聴は、支援される人が傾聴されることで自分の気持ちに気づき、自分の気持ちを整理していく支援方法。愛着障害のあるこどもには、自分で話しながら自分の気持ちに気づくというこころの回路は期待できない。ネガティブな感情が起こる条件を限定して示し、そのときの気持ちを支援者が言い当てる。そして、「そんなときはこうしてみよう、そうすればこんな気持ちになれるよ」と、ポジティブな感情が生じる方法を伝えていく。

「こどもと真正面から向き合う対応」はうまくいかない

傾聴とまで言わなくても、こどもの話をしっかり聴こうとする対応や気持ちを聞き出そうとする対応がうまくいかなくなりやすいのが、愛着障害の特徴です。いくつか例をあげてみます。

【事例15】 保育所の年長男児O君。「なあなあ」と保育士の先生に声をかけてきたので、「なあに?」と聞くと「なにじゃない!」と怒り出す。保育士の先生を叩くので「叩かんといて」と言うと「たたかんといてじゃない!」と、わめきながらよけい叩いてしまう。

【事例16】 小学校一年生の男児P君。自分が座ろうとした席に別の子が座ろうとしたので、その子を強く押し飛ばした。先生が「どうしてそんなことしたの?」と聞くと、大泣きして大暴れした。「どんな気持ちだったの?」と聞くと、椅子を投げて部屋を飛び出した。逆に、させたいようにすると、どんどん自分勝手な行動が増えて、先生に偉そうに命令する。

【事例17】 中学校一年生の男子Q君。授業中の無気力な態度に対して、先生が「どうしてそんなにやる気がないの?」と聞くと、「うざいわ!」と教科書を投げつけた。

「何？」「どうしたの？」と聞いてはいけない、気持ちや理由を問うてはいけない、「○○しないで」という対応はうまくいかない、これら、愛着障害のあるこどもに「してはいけない」対応に共通しているのは、こどもに対峙する真正面からの対応です。「こどもと真正面から向き合う対応はうまくいかない」、これが愛着障害のあるこどもへの対応の大切なポイントとなります。

要求・命令の全面的な受容・傾聴の対応も、相手に向き合う立ち位置での対応です。叱る・注意するという追い詰める対応も真正面の対応で、うまくいきません。受容しても傾聴しても、問うても、向き合ってしまってはうまくいかないのです。向き合っても大丈夫なのは、感情がちゃんと発達し機能している場合です。愛着障害のあるこどもへの支援では、注意するときも、問いかけるときも、話を聴くときも、どんな対応でも、こどもと同じ方向を向いて、「横で」その気持ちに「寄り添う」立ち位置をとることが肝要なのです。

ここがポイント！　理解と支援

愛着障害のあるこどもには、真正面から向き合う対応ではなく、同じほうを向いて「横で寄り添う」対応を。

5

腫れ物にさわるような対応・不適切行動を無視する対応の誤り

「こどもに対して腫れ物にさわるような対応」の問題

【事例18】　小学校六年生の男児R君。R君の要求・命令に、こどもたちだけでなく教師も逆らえない状況になっている。R君の思いと食い違ったことをすると、大暴れする。先生もいちいちR君に「今日はどこで何して過ごす？」とお伺いを立てるという、腫れ物にさわるような対応を強いられている。R君は保健室にいることが多く、来室する先生に「おまえはいていいい」「おまえは来るな」などと入室を差配する。要求を受容しないと保護者が怒鳴り込んできて、先生はR君の前で保護者とR君に謝ることを強要される。

R君の要求に逆らうと大暴れをするので、先生方もご機嫌を伺い、腫れ物にさわる対応を強いられています。これでは、主導権は一二〇％、完全にこどもが握ってしまっています。

自分の意に反することを受け入れられないのが愛着障害の特徴なので、意に添うように対応を強いられますが、そうすればさらにその行動はエスカレートしてしまいます。その関係性を、Ｒ君の保護者が強化してしまっています。こどもの前で教師に謝罪させるのは、絶対にしてはいけないことです。特に愛着障害のあるこどもには安全基地・安心基地がないので、「どの大人を優先すれば自分を守れるか、自分にとって有利か」という視点でしか大人をとらえることができないのです。「親より先生のほうが下なんだ」と受け止めたこどもの命令行為、服従要求は、ますますエスカレートするでしょう。

こうなる原因は、探索基地の欠如からくる自己高揚の問題です。ネガティブな感情を減らす安全基地とポジティブな感情を生じさせる安心基地が機能しないまま自立行動をしているので、その場その瞬間でどうにかして自分の低い自己評価を上げようとして、要求・命令をするのです。さらに、その低い自己評価を高くするには、自分の意に添わないことに対しては攻撃し、自分の思い通りに人を動かすしかないのです。

ですから、必要な支援は、教師が「先手」をとって、Ｒ君がこうなりたい、これをしたいと思っていることは何かを十分理解して、Ｒ君が要求・命令を出す前に、それをするよう教師が主導権を握って誘うことです。「教師の言う通りにしたほうが自分のしたいことができて、ポジティブな感情が生じる」ということをこどもが学習できるように、教師が主導権を握って支援することが大切なのです。

ここがポイント！ 理解と支援

安全基地・安心基地のない愛着障害のあるこどもは、どちらの大人に付いたら自分を守れるか（自分に有利か）という視点で大人をとらえる。上下関係に敏感で、腫れ物にさわるような対応をすれば、主導権は自分にあるととらえる。支援者が主導権を握って「支援者の言う通りにすると、自分のしたいことができてポジティブな気持ちになれる」ということが学習できるような支援をしていく。

★「こどもの不適切行動を『取り上げない』『無視する』対応」の間違い

【事例19】 小学校五年生のクラス。他のクラスのS君が入り込んで、授業妨害になる行為をしたり、クラスのこどもの不適切行動を誘ったりする。注意すると、S君は暴言を吐き、暴力を振るう。見て見ないふりをすると、授業妨害がますますひどくなり、モノを投げ散らかしたり、取ったりする。

【事例20】 高校一年生の男子U君。自分の思い通りにならないと暴れる。授業中、「これやったことあるわー」などというU君の不適切発言を先生が取り上げないと、椅子を投げたり机を蹴飛ばしたりする。隣の席の子のモノをよく盗って自分のものにする。「返して」と言われると、それを投げつける。

実は、こどもの不適切行動に対して、その行動にいちいち着目して注意しないで「無視する」「取り上げない」という対応をすすめている専門家がたくさんおられます。特に行動分析、認知行動療法の専門家にこうしたアドバイスが多いのが特徴です。これは注意欠如多動性障害（ＡＤＨＤ）には有効な方法です。ＡＤＨＤの場合は行動の問題ですので、生じた行動に強化を与えない対応は、その行動を消去、すなわち消滅させやすいからです（ただ注意が必要なのは、あるときは無視し、あるときは反応してしまうと、間欠強化という状態となり、消去抵抗が大きくなって、なかなかその行動は減らなくなります）。

しかし、愛着障害のあるこどもや愛着の問題を抱えるこどもに対しては、この「無視する」という対応は効果がないばかりか、不適切行動をよけい増やしたり、激化させてしまいます。［事例19］［事例20］がその状態をわかりやすく示しています。愛着障害のこどもがネガティブな感情の紛らわせ行動で不適切行動をしている場合は、無視されてもネガティブな感情は減らないどころか、無視されたという嫌な気持ちが付け加わり、よけいその行動をしたくなります。「こっちを見てほしい」という愛情欲求からその行動をしているなら、「これでこっちを見てくれないなら、もっと過激な行動をしよう」となります。それが大きな音を立てる、モノを投げる、蹴る行動に表れているのです。

愛着障害の対応では、不適切行動を放置して消滅を期待してはいけないのです。こちらが主導権を持って、適切な行動をするように誘い、そのほうがポジティブな感情を感じることができるとわかるような支援が必要なのです。

「無視する」という対応も考えてみれば、ある行動に対して後から無視する（反応しない）という「後手」の支援です。愛着障害の対応ではうまくいくはずがないのです。

そもそも、愛着障害は行動の障害ではなく関係性の障害ですから、「無視する」という対応が功を奏するはずがないのです。ですから、ペアレント・トレーニングの専門家が、親子支援において、このような対応を親や教師にすすめることがあるのは理解に苦しみますし、このアドバイスが学校・幼稚園・保育所などにおける教師とこどもの関係性の支援で使われることが残念なのです。愛着障害は「関係性の障害である」「感情の問題が関与している」、このことをいつも念頭に置きたいものです。

ここがポイント！　理解と支援

こどもの不適切行動を「無視する」という対応は、ADHDには有効だが、愛着障害ではよけいに不適切行動が増えたり、激化させてしまう。愛着障害のあるこどもには、こちらが主導権を持って適切な行動をするように誘い、そうするとポジティブな感情が生じることがわかるような支援が必要。愛着障害は関係性の障害であり、感情の問題が関与していることをいつも念頭に置きたい。

6 支援者の無連携な対応ではうまくいかない

【事例21】　保育所の四歳児男児Ｖ君。自分ができない保育活動が始まると、すぐ部屋を抜け出して隣の部屋の保育士の先生、主任保育士の先生、園長先生等に次々と話しかけたり、甘えるように抱きついたりするので、どの先生も「よしよし」と対応している。

【事例22】　小学校五年生のクラス。クラスの垣根を越えて、こどもたちが思い思いに好きな教室に入り込んでいて、手の空いている先生が入れ替わり立ち替わり入って指導しているが、うまくいかない。

愛着は特定の人との絆です。特定の人、すなわち「一対一の絆」が愛着です。この愛着対象は必ず一対一でないと、愛着は形成できないのです。［事例21］［事例22］の状態は、こどもにとって誰が自分の愛着対象であるかをわかりにくくしてしまう対応になっています。

こうした教師・保育士の思い思いの対応、こどもに要求されたことに応える対応を誰もがしてしまっては、一人のこどもに多くの人が勝手にその場限りの対応をする「一対多」対応の連続となり、何の効果も生まないどころか、かえって逆効果です。誰とも安全・安心の関係を築けず、こどもは彷徨ってしまい、感情の紛らわせ行動を助長することになります。筆者は、この状態を「愛情の摘まみ食い状態」と名付けました。

愛情は特定の人から感じないと、愛着形成できないのです。誰とかかわっても大丈夫、誰もが安全・安心を提供できるように見える環境は、愛着の問題を抱えるこどもにとっては、実は、誰とも本当の安全・安心を感じることができない不適切な環境なのです。結果、いろいろな問題が出やすくなり、出しやすいところでその問題は出ますので、その問題を生じさせる対応をした人に責任があるかのようなとらえ方をする人が出てきて、さらに教師・保育士間の連携を困難にしてしまいます。

一対一でこそ愛着が形成でき、それが関係性の基盤となり、いろいろな人との関係をつくっていけるのだということを、連携する支援者たちが共通認識した支援が求められるのです。

ここがポイント！ 理解と支援

一人のこどもに、多くの支援者がその場限りの対応をする「一対多」対応の連続は、「愛情の摘まみ食い状態」となり、逆効果。一対一で愛着形成をし、それが関係性の基盤となり、いろいろな人との関係をつくっていく――このことを連携時の支援者間の共通認識にする。

第３章

事例でわかる！「愛情の器」モデルに基づく愛着修復プログラムによる支援の実際

第3章では、「愛情の器」モデルに基づく愛着修復プログラム（ARPRAM）による支援について、事例を紹介しながら解説していきます。「愛情の器」モデルに基づく愛着修復プログラムについては、第1章5をご参照ください。次ページに、プログラムの概要の表2を再掲載します。

まずは「第1フェーズ」の「受け止め方の学習支援」についてです。

1
第1フェーズ 受け止め方の学習支援

キーパーソンを決定し、そこにつなぐ支援

【事例23】 小学校二年生の女子Wさんは、床に寝転がったり、這ったりする。ときどき、学校の人にだけでなく訪問者などにも誰彼なく「こんにちは」とあいさつして回る等の立ち歩きがある。父母ともに厳しく、手が出ているらしい。Wさんは、家でほめられた

表２　「愛情の器」モデルに基づく愛着修復プログラム（ＡＲＰＲＡＭ）の概要

第１フェーズ 受け止め方の学習支援	・**キーパーソン決定と役割分担による、わかりやすい支援体制構築**（１対１の関係づくり→キーパーソンにつなぐ・情報集約） ・**感情ラベリング支援＝感情学習**（気持ちに名前をつけ、言い当てる） ・**「具体的行動」「結果認知」「感情認知」「愛着対象」の連合学習**（「キーパーソンとともに」の意識化）
第２フェーズ こども主体で大人主導の働きかけへの応答学習	・**主導権をキーパーソンが握る＝「先手支援→個別の作業支援」←情報集約**（求めに応じるだけの後手対応では効果がない） ・**役割付与支援＝わかりやすい関係性＝関係意識化・行動の枠組み・報酬効果**
第３フェーズ 他者との関係づくり	・**橋渡し支援：**キーパーソンを軸に他者とつなぐ支援（相手の意図を通訳しこう伝えるよう認知・行動のモデル呈示） ・**見守り支援：**寄り添う移動基地（フォロー：修正と確認） ・**探索基地化：**固定基地（確認後の行動始発と報告・評価）
第４フェーズ 自立に向けて・次年度に向けて	・**参照ポイントづくり：**参照視を参照ポイントに転換し、行動のポイントとして意識化 ・**受け渡しの儀式：**新・旧キーパーソンと本人の３者立ち会いで実施（参照ポイントノート・参照視伝達）

経験が少ない。裸足で上靴を履いていて、上靴も脱いでいることがある。

この事例では、安心基地欠如の問題が、ムラのある多動、床への接触や人への無警戒な接触行動に表れています。こうした場合、あいさつされた人や気がついた先生がそれぞれの判断で勝手にかかわると、先ほどの第２章⑥でお話しした「愛情の摘まみ食い状態」が起きます。Ｗさんにとっては学校で誰が「特定の人」か、自分の愛着対象、安全・安心基地かがわからないので、さまよっています。必要なのは、誰かをキーパーソンに設定し、どのかかわりもキーパーソンにつないでいく体制づくりが必要です。

Wさんの場合は、担任のX先生をキーパーソンとします。教室内でWさんが誰に声をかけても担任のX先生につなぐよう、周りのこどもたちには、「Wさんが声をかけたときは、X先生に言ってね」と伝えます。

他の先生が声をかけられたときは、「それは、担任のX先生に言おうね」と、WさんをX先生のところまで連れていってもらいます。他の先生が「それは私じゃないよ」とWさんを受け入れないと拒絶感を生み、Wさんの誰彼なしにかかわる気持ちを増幅させたり、ネガティブな感情がたまると不適切な行動に走ってしまう可能性を強めてしまいます。あるいは「それは、担任のX先生に言ってね」と言うだけでは、Wさんが自分でX先生のところまで行けるとは限らず、やはり同様の結果になる可能性が高くなります。しっかりキーパーソンのところまで連れていく、これが大切です。

そして、本人から聞いたことをキーパーソンに確実に伝えます。「X先生、Wさん、～をやりたいと言ってますよ」と。単に「お願いします」というアバウトなつなぎだけでは不十分です。キーパーソンに自分の思いがしっかりとつながったことを確認できる状態を、こどもに見せないといけないのです。

つなごうとしたキーパーソンが出張などで不在、あるいは手が離せない状態のときはどうすればいいでしょうか。キーパーソンが授業中でも、「その授業を中断してもつないでいい」ということを、校内で共通理解しておいたほうがいいです。ただし、この授業中断は、第2フェーズの事例で述べますが、こどもの要求ではしてはいけません。こどもの主導権を強化してしまいます。「先生がつないだときだけキーパーソンにつながれる」ということを徹底することも大切なポイントです。

その場でつなげないときは、声をかけられた先生が対応します。「担任のX先生がいないから、今、先生が~をやってあげるね」と確認しながら。そして、大切なのは、対応しっぱなしにしないことです。後でしっかりと、キーパーソンにつながないといけません。Wさんのように小学校低学年くらいまでの場合は、こどもを伴ってキーパーソンのところに行き、「この子が~したいと言ったので、~しました」ときちんと報告します。

その際に大切なのは、こどもがそれをして感じたであろうことをキーパーソンに伝えることです。「~をやって、Wさんはうれしそうだったので、X先生に伝えにきました。ね、うれしかったこと、X先生に伝えようね」と。このようにつないでもらう経験が、こどもが自分でしたことを報告してポジティブな感情を増やす探索基地のモデル行動になるのです。

ただ、こどもが小学校の高学年以上になると、伴われることを嫌がることもありますから、無理はしないでください。その場合は、教師間でのみ、報告をします。

特に、「叱る」という対応をした場合は、すぐにキーパーソンにつなぐ必要があります。ネガティブな感情がきっとこどもに生じていますから、そのネガティブな感情を自分で紛らわしてしまう機会を与えてしまうことは、決してよいことではないからです。

ここがポイント！　理解と支援

キーパーソンを設定し、どのかかわりも情報も、キーパーソンにつないでいくということを共通理解することからスタートする。他の先生が本人から声をかけられたときは、「それは、○○先生（キーパーソン）に言おうね」と、こどもをキーパーソンのところまで連れていき、本人から聞いたことや、何をやって、どんな気持ちになったかをキーパーソンに確実に伝える。本人が、自分の思いがキーパーソンにつながったと確証できることが大切。

★キーパーソンを軸にした連携体制づくり

［事例24］　小学校一年生の男子Ｙ君。攻撃行動が頻繁にあるが、自己防衛的で、やったことを認めず、自分が悪かったと認めない。支援員として支援に入っているが、時間が限られており、キーパーソンとしてどのようにかかわったらいいか。

キーパーソンが、いつも一緒にいる可能性が高い担任の先生ではない場合の、連携体制のつくり方を確認しましょう。

まず、こどもの登校時、あるいは授業が始まる直前や、キーパーソンである支援員の出勤時に、こどもと一対一になれる場所（リソースルーム等）で、今日の〝ミッション〟を確認します（そこを拠点として、授業後、帰校時にもその拠点に立ち寄り、支援員に報告するようにさせます）。キーパーソンの支援員がそこに行けないときは、「ノート等に一言書く」「来たよシールを貼る」等の対応が必要です。

授業中もキーパーソンの支援員が付き添う場合は、その拠点からこどもは支援員と一緒にクラスに入ります。授業中は別の支援員や補助指導教員が担当する場合は、支援員とノート等で約束したミッションを確認後、こどもは一人でクラスに入ります。いずれの場合でも、その時間のミッションについては、担任またはその時間の担当支援員、補助指導教員と必ず確認しておき、それができていたら、担任または他の支援員が必ずほめるようにします。

キーパーソンの支援員が授業中はいない場合は、授業が終わったら、担任は必ず、その時間のこどもの様子をキーパーソンの支援員に伝えます。同時に、こども本人からもキーパーソンの支援員は必ず報告を受け、ほめ、認めます。

また、キーパーソン以外の大人の不適切なかかわりを避けることが重要です。例えば、こどもがミッションと関係ない不適切な行動をしたときにいちいち叱ったりすると、ミッションの大切さの認識を混乱させ、それができていることの自己評価を不適切に下げてしまいます。注意をする必要がある場合は、「〇〇するんだったよね」と、すべきこと、つまりミッションの確認をする注意の仕方を心がけます。また、ミッションと関係のない、よい行動をしたことをほめるのも、同様にしないほうがいいでしょう。何がすべきことなのかの認識が拡散してしまいます。

授業にキーパーソンの支援員が付き添う場合は、ペア学習、教え合い・学び合い、個別学習支援、環境構造化支援、役割付与支援を実施する際のコーディネート役を心がけます。例えば、教え合い・学び合いでは、他のこどもとのかかわり方を支援員が教えます。「こんなふうに聞いてごらん」「こんなふうに答えてごらん」などと。また、役割付与支援では、第2フェーズの支援ですが、こどもが授業内の具体的な役割をするための補助をします。その際、キーパーソンである支援員を軸に、他の情報、他者との橋渡し支援（これは第3フェーズの支援です。例えば、役割の範囲を示したり、バッティングを防ぐ支援、交替の支援等）が必要です。

授業中のその他の支援においても、キーパーソンは、このように連携体制をつくるためのコーディネート機能を発揮しなければなりません。周りの先生たちもそのコーディネート機能の邪魔をせず、盛り立てる体制をつくれるかどうかが大切な鍵となるのです。そのためには、管理職がその体制をつくるためにリーダーシップを発揮することが必要となります。

ここがポイント！ 理解と支援

担任でなくてもキーパーソンになることは可能。キーパーソンを軸にした連携体制をつくるためには、管理職をはじめ周りの先生たちが、キーパーソンのコーディネート機能を盛り立てるように協力していく。

感情のラベリング支援

【事例25】 保育所の四歳男児Z君。ひとり親家庭。歩き回り、いろいろな先生に「構ってアピール」をする。高い棚に登ってジャンプしたり、ドアを蹴ったり、他児を噛んだりすることもある。自分の思い通りにならないと、激しく泣き、なだめてもなかなかおさまらない。言い出したら聞かないのだが、放っておくと、そのうちどこかに行ってきて復活している。

Z君がする危険な行動はネガティブな感情の紛らわせ行動でもあり、大人の気を引き、かかわりを求めている行動でもあります。愛情的かかわりを求めているのですが、単にそれに応えても愛着修復には寄与しません。かといって、「やめなさい」という対応は効果がありません。その行動を否定することは、そうしたくなったZ君の気持ちなんかどうでもいい、わかろうとしていないというメッセージをZ君に与えてしまうことになります。危険な行動は受け入れてはいけませんが、その気持ちまで否定してはいけないのです。

まず、しっかり抱きしめる等して、その行動をいったん制止します。それでおさまらないときは、好きなおもちゃを見せたり、ビデオを見せたりして、気持ちを逸らしてもいいでしょう。そして、抱きしめながら、クールダウンしたら、そのときにそうしたくなった気持ちをこちらから言ってあげます。こどもの気持ちをキーパーソンが言い当て、教えてあげることが感情のラベリング支援です。

キーパーソンがその場にいなかった場合は、その場にいた保育士等から事情を聞くようにします。こどもに直接、「どうしたの？　どんな気持ちだったの？」などと聞いてはいけません。キーパーソンがその場にいないときのトラブルについては、こどもがどんな年齢であっても聞きだそうとしてはいけないのです。こどもに「自分のせいじゃない」という自己防衛する機会を与えてしまうからです。

そうしたくなった気持ちを言い当てたら、「〜してはだめだね！」ではなく、「こんな気持ちのときは、これからは○○しようね！」と伝えます。不適切な行動を禁止する指示ではなく、「今度はこうしよう」と思える確認が大切です。「先生のところに言いに来ようね」と、キーパーソンを意識させる言葉かけも重要です。

なお、このようなネガティブな感情のラベリング支援はその感情を増やさないための対応ですが、感情のラベリング支援は、最初はポジティブな感情の場合に行うほうが効果的です。まずは感情のラベリング支援をポジティブな感情で行い、その人と一緒ならポジティブな感情が生まれると実感できる「安心基地」をつくることが必要なのです。

例えば、こちらから、こどもがしたいであろう行動をするように誘い、それができたら、そのとき生じたポジティブな感情をこどもに問うのではなく、こちらがしっかり言い当てて、確認します。その際、「先生と一緒にお絵かきしたら、とってもすてきな絵ができてうれしかったね！」

などと、誰と一緒にその行動をしたからそのポジティブな感情になったかを確認します。こうしたポジティブな感情体験が増え、安心基地ができてくると、不適切なアピール行動は確実に減っていきます。目の前の行動にアプローチしないこと、これはいつでも意識していただきたいポイントです。

また、Z君は気持ちがコントロールできないとき、自分でクールダウンしてしまっていますが、自分で何とかすることをこの時期に経験してしまうことは、愛着形成にはマイナスです。誰にも頼らず自分で何とかしてしまうのと、安全・安心・探索基地ができた後、自分で何とかする力を身につけるのとは、まったく違うことです。この時期に、自分で何とかできると感じてしまうと、人に頼れない、自分ですべて抱え込んでしまおうという習性を身につけてしまいます。小さい頃は手のかからない子だったのに、大きくなってから大変なことが起こってしまう現象、「育てやすい、手のかからない子の落とし穴」の背景にも、このような愛着形成の落とし穴がある場合があります。

気持ちをコントロールできなくなったときは、まずキーパーソンが付き添って二人だけで集団から離れ、クールダウンします。気持ちを言い当ててあげ、そんな気持ちになったことを認め、今度同じ気持ちになったときにはどうしたらいいかを示す言葉かけをします。そして二人で戻ってきて、集団につなげる支援をします。このように、キーパーソンと一緒なら、ネガティブな感情をなくせるという体験をしながら「安全基地」をつくっていくのです。

【事例26】 幼稚園の三歳男児A君。「男の子はいすを持って並びましょう」という一つだけの全体指示であってもできない。周りのこどもが行動すると、気づいてまねはできている。不器用でもある。母親は過保護気味で何でもしてあげている。

先生は「一つだけの全体指示」と言っていますが、はたしてそうでしょうか。「男の子はいすを持って並びましょう」という指示には、「指示されているのは、女の子ではなく男の子」「立つのでも座るのでもなく、並ぶ」「何かを持って並ばないといけない」「何を持つかは、いす」という四つの指示が含まれているのです。大切なのは、大人（わかっている人）にとっての認識単位とこども（わからない人）にとっての認識単位は違うということです。

感情のラベリング支援においては、年齢や知的発達の状態に応じて、その行動は何を指すのかを明確にすることが必要です。行動・認知・感情それぞれに、こどもが必ず気づくような「意識化支援」が必要なのです。「A君は、男の子かな、女の子かな？　そう、男の子だよね。男の子だけ、してほしいことがあるんだよ。これ、いす、だよね。いす、わかるね。このいすを持ってね。そう、ここに並ぶんだよ」と指示していきます。

こうした丁寧な指示は、中学生であっても必要な場合があります。こどもが大きくなればなるほど、簡略化されすぎて、説明不足になりがちです。

また、「①～しよう」「②～できたね」「③ほめる（いい気持ち）」という行動の意識化支援と感情のラベリング支援をする際、その行動をしたとき、どんな感情と結びつけるかが肝要となります。それには、キーパーソンの「いつも同じ」な感情表現が必要となります。

こどもが言われた通りにいすを持って並んだら、最初は大いにほめたのに、次に同じことをしたときはおざなりなほめ方をしてしまうと、こどもは安心できません。「この行動をしたときは、キーパーソンはいつも同じ表情、同じ感情表現、同じほめ方で返してくれる」とわかって初めて、「同じだ」と安心でき、それをやろうとする気持ちになれるのです。ほめられることが報酬なのではなく、そのポジティブな感情にいつもなることが本当の報酬、安心の礎となるのです。その感情を提供する愛着の対象（キーパーソン）の行動が、行動のたびにぶれては、安心は得られません。

相談に来られる愛着形成が難しいケースでは、キーパーソンである親御さんや支援者が、こどもが同じ行動をしても、違う反応をしてしまうという対応に原因があることが多いのです。

【事例27】　中学校一年生の男子Ｂ君。自分の希望通りにならないと、自分より力の弱い生徒や、「叱らない」とＢ君が受け止めた教師に暴力をふるってしまう。例えば、自分の友達をつくるように教師に命令し、それができないと教師を責めたり、全部、周りが悪いと言い立てる。一方で、こどもっぽい幼い笑顔を見せたり、家ではぬいぐるみを抱いたりしている。

「友達をつくれ」と教師に命令し、それができないと責めるという、自己高揚の優位性への渇望と自己防衛の特徴が出ている愛着障害の特徴が顕著な事例です。感情がまだちゃんと育っていないことが、こどもっぽい幼い笑顔や、ぬいぐるみを抱くという安心感への希求等に表れています。その一方で、自分の要求と相容れないことを受け入れられず、感情混乱から暴発するというパターンになっています。

まず、キーパーソン、つまり「この人なら一緒に何かをしても大丈夫、許せる」とB君が思える人だけがかかわる、ということから体制をつくっていく必要があります。そして、そのキーパーソンを通して、一つだけ、「これだけをすれば大丈夫ということ（ミッション）だけをする」という形で支援する必要があります。

もろちん、通常教室ではなく個別指導で対応し、感情の齟齬が起こりにくくします。爆発したときは正面から止めず、「これをやって」「これはどう？」などと逸らします。振り返りも、「これが嫌だったね」「嫌なときはこうしよう」とキーパーソンが振り返り、B君本人に振り返らせないことが大切です。本人の理不尽な命令には、「そう言いたい気持ちはわかるよ。じゃあ、こうしよう」と気持ちは受容して、逸らす対応が必要です。

でも一番大切なのは、やはり、誰と一緒に何をしたときが、一番、ポジティブな感情を持てるか、ぬいぐるみより、いい気持ちになるのは誰と一緒に何をしたときなのかを確認することです。B君にとっては、支援学級の先生と一緒にする学校庭園での野菜づくり作業がそれでした。そこから、一緒にその作業をするこどもとの友達関係も生まれていきました。

ここがポイント！　理解と支援

感情のラベリング支援は、最初はポジティブな感情の場合に行うのが効果的。「キーパーソンと一緒なら、ポジティブな感情が生まれる」ことを実感する中で「安心基地」機能を育み、「キーパーソンと一緒なら、ネガティブな感情をなくせる」ことを実感する中で「安全基地」機能を育む。このような体験を重ねることで、「愛情の器」の底に開いた穴を塞ぎ、愛情エネルギーが蓄積される状態をつくり愛着修復を進めていく。

2

第2フェーズ こども主体で大人主導の働きかけへの応答学習

ここでは、「愛情の器」モデルに基づく愛着修復プログラム（ARPRAM）の「第2フェーズ」の支援の事例を紹介します。

第2章でもふれましたが、愛着に問題を抱えるこどもに対しては、こどもが先手をとり、主導権を握った状態では、いくら「一対一」の支援をしても、愛着修復にはつながらないのです。第2フェーズの支援では、キーパーソンが先手をとり、主導権を握ることを意識した支援を展開することが重要となります。

キーパーソンによる先手の支援・先手の注意の仕方

［事例28］ 小学校三年生の女児Cさん。立ち歩きや教室からの飛び出しが多い。よく他児に手が出る。しかし、自分がしたと認めることができない。起立の号令にも、なかなか

立たず、注意しても言うことを聞かない。廊下を走っていて、「走ってはダメ」と先生が注意すると、「走ってない！」と言い張る。よく教室の床に寝そべっている。

Ｃさんの、ムラのある多動、床への接触、攻撃行動とそれをしたことを認めない自己防衛、注意に対して拒否する、否定するというところに、愛着の問題が表れています。

例えば、Ｃさんに起立の号令に従わないという態度を先にとるチャンスを与えてしまったこと、先にもう廊下を走ってしまっているという状態にあることを踏まえて、いかにしてキーパーソンが先手をとり主導権を握る支援をするかを考えてみます。起立の号令で立つというチャンスは、授業のたびにあります。このとき、起立の号令がかかるより前に、キーパーソンはＣさんの傍に行きます。Ｃさんの真正面ではなく、横の立ち位置をとることが大切です。Ｃさんの横に中腰で立ち、「この後、日直さんが号令かけてくれるけどね、先にほら、先生と一緒に立ってみよう！一緒に立つよ、それ！　できたね！　はい、日直さん、号令かけて！　みんなちゃんと立てましたね！　先生と一緒に立つことができてよかったね！　立ててうれしいね！」と支援するのです。

「廊下を走ってはダメ」等の「〇〇してはダメ」という注意は、注意している側が、こどもが先手をとっている、こどもに主導権があることを認めたままの対応になってしまっています。Ｃさんは、主導権を維持しているのですから、後手で注意されたことそのものを否定する権利を有しているということを、「走ってない！」という言葉で切り返してきたわけです。ですから、こちらが主導権を握り先手をとるには、今の状態に対して注意をするのではなく、これからするべきことを提案すればいいのです。すなわち、「さあ、廊下は歩こうね、先生と一緒に歩こう！」。そしてその後、「先生と一緒に歩くと楽しくなるね！」と第1フェーズの感情のラベリング支援につなぎます。

床に寝そべっているときにも、「寝転んではダメ！　立ちなさい！」という注意は、後手の対応になります。例えば、「ちょっとこれ書いてほしいんで、持って！」とペンを渡して、机の上に置かれた紙にサインを書くために立つ、という流れに誘うと成功しやすいのです。

ここがポイント！　理解と支援

「○○してはダメ」という注意は、こどもが先手をとっていることを認めていることになる。支援者側が先手をとるためには、これからするべきことを提案すればよい。「先生と一緒に△△しよう！」と提案し、「先生と一緒に△△すると楽しくなるね！」と感情のラベリング支援につなげる。

キーパーソンが主導権を確保する、取り返すための対応

【事例29】　小学校四年生の男児D君。「先生、さっきの音楽の時間に、E君がサボって遊んでたの知ってる？」等、支援学級の担任教師が知らなさそうな情報をウソも交えて話し

にくる。支援学級で一対一で学習するときにも、「これしていいよな」「〇〇したら、後でプリントする」などと自分の思いを通そうとする。

D君は、自分だけが知っている情報、あるいはキーパーソン（支援学級の担任）が知らない場面での情報をウソも交えながら話すことで、アピールだけでなく、そのアピール行動の中で常に主導権、自分の優位性を確保しようとしているところに愛着の問題が表れています。だから、個別活動のときにも、自分の思いを押し通そうとして、主導権を主張するのです。

このような場合は、第1フェーズのポイントにあったように、キーパーソンは、必ず他の教員からの情報を収集しておいて、D君は知っているがキーパーソンが知らないということがないようにすることが必要です。音楽担当の教員から授業の様子さえ聞き取っておけば、D君がどんなことを言ってきても、対応できます。

しかし、そのような情報収集がいつもできているとは限りません。こどもに不意をつかれたとき、絶対にしてはいけないのは、「知らなかった、どんなことしてたの？」と本人に聞くことです。ちょっとずるいかもしれませんが、「そろそろ、そんなこと言ってくると思ってたら、やっぱり言いに来たね！」と、こどもがそのように発言することを知っていたかのように振る舞うのが効果的です。これは、こどもの発言した内容についての未知・既知に関係なく、その発言をするであろうことを予期していたと後付けで言うだけですから、どんな場合にも使えます。その場面で主導権を確保できる〝方便〟なのです。中学生くらいまでには効果がある方法です。

キーパーソンはどんなときにでも、主導権を持っていることを確認することが必要です。ですから、個別学習において、「○○したい」「先にこれしてから」というような、こどもの要求に応えてしまってはいけません。ましてや、「今日は何したい？」などとこどもに尋ねては絶対にいけないのです。こうした対応は、こどもの主体性を大切にしているように見えるかもしれませんが、実は、その主体的行動の基盤ができていない愛着障害のあるこどもに対しては、その後の行動の全責任をこどもに負わせてしまう無責任なかかわりなのです。

かと言って、この要求を無視すると、感情的に混乱し、その行動が減るどころか、さらに無理難題を主張するきっかけをつくることになります。こどもの要求には応えてもいけない、無視してもいけないのです。だからこそ、こどもが「今、したいこと」「してもいいと思えること」を、こちらから提案することこそが、主導権を確保した適切な支援になります。

これは、こどもの意思や思いをまったく無視して、キーパーソンの思い通りに動かそうとする恣意的で強権的な強制ではありません。そのようなことを強いても愛着障害のあるこどもは絶対従わないどころか、感情混乱、感情爆発を起こして反発、攻撃、暴れるという反応を示すだけになってしまいます。ですから、こども本人が気づいていないけれども「自分は本当はこれがしたかったんだ」とこどもが思える行動を先手で提案し、「それをしてよかった」という感情のラベリングに誘う支援が必要なのです。筆者はこの支援を「こども主体・大人主導」と呼び、推奨してきました。こどもの主体性を発揮する愛着の基盤ができるまで、その主導権をいったん預かり、自立すればお返しする、この姿勢を大切にしたいと思います。

ですから、こどもの「○○したい」という要求には、「○○したいってことは、△△という気持ちだからしたいんだよね。そしたら□□をしてみよう！」と提案することが大切です。その提案にこどもが応じなかったら、「じゃあ、あなたの大好きな▽▽をしてから、これをしよう」と、「してもいい行動」を間に挟んだ提案をするのも有効です。「これをしたら、後であなたが好きなこれをしてもいいよ」という提案では、そこまで待てないのが利那的な愛着障害の特徴ですから、先に「してもいい行動」を限定して提案するのです。

例えば、「一緒に工作しようか」と誘っても応じなかったら、「じゃあ、先生とお菓子屋さんごっこしよう」などと、以前、提案に成功した行動に誘います。そして、「楽しいねえ。このお菓子屋さんで売るお菓子、先生と折り紙でつくってみよう」と誘うのです。そして、「先生と一緒に折り紙すると楽しいね！」と、ポジティブな感情を確認します。どのように誘っても応じないときは、キーパーソンは、先にその誘いたい行動をいかにも面白そうに楽しそうに始めます。そして、こどもに「ちょっとこれ、手伝って」と、その行動に自然に参加できるように誘うといいでしょう。

また、不適切な行動やアピール行動をしたときにも、「それはダメ」と否定したり「していいよ」と単に認めたりするのではなく、まず、「こんな気持ちだからそうしたんだよね」と気持ちを言い当てます（ただし、愛着障害が強いこどもや、思春期以降のこどもには、気持ちの言い当てがかえって感情混乱や関係忌避を生じさせることがあるので、その場合は、こども始発の行動に伴う気持ちの言い当ては省略する）。そして、「だったら、これだけはしていいよ」と、「してもいいこと」を限定するのが主導権を確保した支援となるのです。

ここがポイント！ 理解と支援

こどもの意思や思いを無視して、支援者が思い通りに動かそうとすると、愛着障害のあるこどもは従わないどころか感情混乱、感情爆発を起こしてしまう。そのような強制的な支援ではなく、こどもが「これがしたかった」と思うような行動を先手で提案し、「それをしてよかったね」と感情のラベリング支援につなげていく。このような「こども主体・大人主導」の支援は、こどもが愛着の基盤ができるまで、その主導権をいったん預かり、愛着の基盤ができて自立できたらこどもに返すという姿勢がポイントとなる。

★役割付与支援の有効性

【事例30】 中学校一年生の男子F君。授業中、だらっとした姿勢になったり、椅子漕ぎしたり、椅子の上に立ったりする。注意しても、すぐにまたその姿勢になる。授業開始前には、よく教卓の上に乗っている。指摘魔・注意魔で、他児の姿勢や行動に対して、「～してる！」とか「そんなことしてはいけない！」とよく指摘したり、注意する。黒板の前に出てきて、何かをさせてほしがる。

Ｆ君の姿勢の問題は感情コントロールができていないことを表し、椅子や教卓の上という高いところに登るのは危険な行動による嫌な感情の紛らわせ行動、他児への指摘・注意は優位性への渇望・自己高揚、何かをさせてほしがるのは注目欲求、というように愛着の問題として表れています。

Ｆ君は、前まで出てきて何かをさせてほしがっています。先にＦ君が前に出てくるチャンスを与えてしまっているこの状態こそが、こどもに先手をとられている状態をわかりやすく表しています。この要求に応えても愛情欲求エスカレート現象が生じるだけですが、Ｆ君はその要求を拒否されるので、要求が認められなかった嫌な感情を紛らわせようとして姿勢を崩したり高いところに登る危険な行動をとるのです。また、自分の要求が先生に通らないからこそ、誰かに優位性を確保しようとして、他児への指摘・注意の行動が生じるわけです。

ですから、Ｆ君が何かしたくなって前に出てくる気持ちになる前に、教師が先にＦ君に「〇〇しよう」と行動を促し、それを認め、ほめるということを意識すればいいわけです。あるいは、授業において、例えば、Ｆ君に「プリント配り係」という役割をいつも与え、それを促し、認め、ほめるという「役割付与支援」が有効です。

役割付与支援が有効に機能するには、その役割は、誰から与えられたのかが明確である必要があります。これを「関係意識化」と呼んで、筆者は大事にしてきました。つまり、「この役割はキーパーソンと関係している」という関係性意識が持続する効果があり、その役割を果たすことが「キーパーソンと一緒」という居場所感効果をもたらすからです。

ですから、日替わりの日直等の当番や、選挙やくじ引きで選ばれた役割では、効果が薄れます。そのように決まった役割の場合は、「今日、あなたが日直してくれるのを待ってたんだよ」「そのくじを引いてくれると期待してたんだよ」「選挙であなたが選ばれると予感していたけど、やっぱり選ばれてよかったよ」などと、その役割にキーパーソンとの関係を必ず意味づけすると、効果があります。

できれば、クラスにもとからある役割よりは、特別につくられた役割で、何をしていいかわかりやすい役割のほうが効果的です。その役割がこどもの行動の枠組みとなり、何をすればいいかが明確で、特別感があり、関係性を意識しやすくなるからです。ですから、例えば「理科係」のようなアバウトな役割ではなく、具体的な役割が効果的です。キーパーソンとの関係を強く意識づけたい場合は、「キーパーソンの補助役」という役割が効果的な場合もあります。

そして、こどもがその役割を果たしたら、必ずその行動を認め、それをしてもらったキーパーソンはどんな気持ちになったかを伝えつつ、それをした本人自身はどんな気持ちになったかを第1フェーズの感情のラベリング支援に則って言い当て、教えます。「先生の言った通りに、プリントをちゃんと配ってくれて、先生、うれしいよ。プリントを配ってくれたのでみんなも喜んでくれてたし、あなた自身もとってもうれしいよね！」と。

役割付与支援は、この報酬感効果、すなわち、役割を果たせば必ず報酬を享受できるという報酬の必然性を確保でき、その効果がきわめて効率的になります。ですから、役割を担ったら「いい気持ちになる」ということを伝えるために、その結果のいかんにかかわらず、「ここがいい」とほめることが大切になります。

例えば、乱雑な配り方をしたとしても、「全員に配ったことがいい」「速く配れたことがいい」などと認めます。そして、次の機会に、「前回は速く配れたので、今回は、手渡しで配ってね」などと、できることを一つずつ付け加えていきます。このとき、先に「次はこうしてね」などと伝えるのは避けたほうがいいです。愛着障害の場合は、利那的な受け止め方しかできないので、先に次の話をしてしまうと、今の報酬感効果を下げてしまうからです。

一方、本人そのものを評価する「あなたのおかげ」「素晴らしい」というようなほめ方は、就学前のこどもには使っても大丈夫ですが、小学校以降は本人の自己高揚を増幅するので避けたほうがいいでしょう。F君の場合でも、すでに指摘・注意という自己高揚の特徴が出ていますので、避けたほうがいいほめ方です。

【事例31】　保育所年長の男児G君。給食の準備の時間や自由遊びの時間に友達とのトラブルが多く、暴力行為やパニック行動が多発する。

これは、「何が起こるかわからない」「何をしていいかわからない」自由な時間で起こりやすい愛着の問題の現れ方の典型的事例です。

「何が起こるかわからない」「何をしていいかわからない」時間である給食の準備の時間には、この役割付与支援が最適の支援となります。そうです、毎日、給食当番をするという役割を与えれば、効果的なのです。もしその子にとってそれが好きな行動であり、納得すれば、毎日、完璧にやってくれます。

実際にこの事例では、就学前でもあり、「給食当番、かっこいいね！」「ナプキン、似合ってるね」などという、G君を少しその気にさせるほめ言葉も使いながら、その配膳の仕方、丁寧さ等を認め、ほめることで、G君の給食準備の時間の不適切行動が減っただけではなく、自由遊びの時間での不適切行動も減ったのです。

ただ、この支援をするには、保育士や教師自身が、毎日、給食当番を対象のこどもに任せる勇気を持てるかどうかがポイントとなります。給食当番は一人が独占するものではないので、他のこどもにはローテーションで当番を担当するチャンスを確保しながら、特別の給食当番を増員する形で役割付与支援に活かせばいいのです。もちろん、他のこどもにも、また別の場面で特別な役割を担う機会を用意すれば大丈夫です。

大切なのは、役割分担の順番性にこだわる「平等」な対応は、決して、どの子にも自分に一番合った場面で活躍する機会を与えるという「公平」な対応とは言えないということです。

ここがポイント！　理解と支援

役割付与支援が有効に機能するためには、その役割が誰から与えられたのかが明確である必要がある。それにより、「この役割は、キーパーソンと関係している」という関係意識化が起こり、その役割を果たすことが「キーパーソンと一緒にいる」という居場所感効果をもたらす。また、役割を果たせば必ずほめ、その結果、こどもがどんな気持ちになったのかを言い当てて教えるという感情のラベリング支援につなげていく。

★「こども主体・大人主導」の意味

こども自身が先に姿勢を見出し、先にさせてほしがったり、先に立ち歩いたり、先に手を出したり、起立の号令があっても先にそれに応じないという態度を示しているのに対して、後から注意する、あるいはただ自由のまま放置するという対応が効果を持たないことは、わかっていただけたと思います。

大人主導の働きかけは、後手の支援にならないために、主導権をこどもにいつも預けてしまわないために必要な支援で、愛情欲求エスカレート現象を防ぐ効果があります。「できるまで待つ」というこどもに期待する対応は、愛着障害のあるこどもにはかえって酷なことなのです。

改めて確認しておきたいのは、これは決してこどもを上から支配するものではなく、こどもが安心して自立していけるために、いったん主導権を預かる自立支援であることを忘れてはいけないということです。

愛着障害のあるこどもは、自分が要求してそれに応えてもらっても、「今だけかもしれない、たまたましてくれただけかもしれない」と思うため、よけい疑心暗鬼になり、愛情欲求エスカレート現象を起こしてしまいます。要求しなくても、ポジティブな感情、いい気持ちにしてくれる存在、安心基地になるキーパーソンの主導権こそが、愛着の絆の形成につながるのです。

ここがポイント！ 理解と支援

愛着障害のあるこどもや愛着の問題を抱えたこどもへの支援では、キーパーソンが必ず先手をとり、主導権を握る支援が必要。こどもが「これがしたかった」と思うような行動を先手で提案したり、役割付与支援によって、こどものポジティブな感情をラベリングし、それをキーパーソンと関係づける。こうした「こども主体で大人主導の働きかけへの応答学習」がＡＲＰＲＡＭの「第2フェーズ」のポイントとなる。

3

第3フェーズ 他者との関係づくり

ここでは、「愛情の器」モデルに基づく愛着修復プログラム（ＡＲＰＲＡＭ）の「第3フェーズ」の支援について、事例を紹介しながら解説していきます。

本来、定型発達での愛着形成では、安全・安心・探索基地としての特定の人との絆ができると、それを基盤に、いろいろな人とかかわっても大丈夫という気持ちを持ちつつ、自然と人間関係を広げていくことができます。しかし、愛着形成不全のこどもや、愛着障害のあるこどもの場合は、特定の人との絆を結んだからと言って、そこから自然といろいろな人との関係性が築かれていくことはなかなか期待できないのです。

第3フェーズでは、この人間関係を広げる支援、キーパーソンを軸に「他者との関係づくり」を意識的に行っていきます。まずは、「キーパーソンの立ち位置①」（キーパーソンが対象児童生徒と相手との間に立ち、どのやりとりもキーパーソンを通して行う。１２０ページの図5参照）の段階を解説します。「キーパーソンの立ち位置」は、①から④まであり、段階を踏んで対象児童生徒から離れた立ち位置をとるように変化していきます。

個別対応による支援がうまくいかないように見える事例

【事例32】 小学校六年生の男児H君。低学年の頃、対こども・対教師暴力があった。中学年の頃は、男性担任の強い規制下で、何とか行動の問題は出なかった。女性担任になってから、個別対応を意識した支援によって落ち着いた。しかし、必要以上に甘える、身体接触を求めることも多くなった。担任教師がそばにいないと不安になる。他児に暴言が出ることもある。他の教師の注意には従わない。担任の私物を与えると少し落ち着く。授業中もそのつどそのつど、担任に確認する行動が見られる。

この事例では、低学年の頃、教師がH君の行動を抑えきれないと暴力が出てしまい、中学年では教師が強く規制すると暴力が抑制され、見かけ上、問題行動は減りました。高学年になってからは、担任教師が個別にかかわることで、単なる行動の抑制ではなく、愛着の絆ができつつあります。それは、落ち着きが出てきたこと、担任教師を求める確認行動によって、示されています。ところが、この担任教師も困っていたのは、担任がいないときには、不安が高まり、不適切行動が出てしまうことです。

このような現象が現れることで、周囲から「この先生がいないとだめ」「他の先生では行動を制御できない」と受け取られるようになり、「個別対応はするべきではない」などと、キーパーソンによる特定の関係づくりを否定的にとらえる考え方になってしまうことがよくあります。しかし、このとらえ方は適切ではありません。愛着の絆を形成するには、最初は必ず〝特定の人〟による個別対応が必要なのです。

Ｈ君は中学年のとき、強く押さえ込む担任教師の前では行動は抑制されていましたが、家では大暴れすることが多かったとのことです。また、Ｈ君の場合にはあまりなかったようですが、自分に強く注意しない他の優しい教師には悪態をついたり暴れたりということが起こることがよくあります。単なる行動の抑制では、愛着の問題は解決しないどころか、他の現れやすいところに出るのです。この担任の先生が適切な個別対応による支援をしてくださっていなかったら、よく起こることですが、抑えつけられた「恐怖政治」で我慢したネガティブな感情が、担任が替わったことで爆発してしまっていたかもしれないのです。

かと言って、この事例のように、ただ特定の人との関係をつくるだけでは、その関係を基盤に自動的に関係が広がっていくわけではないということも、支援の大切なポイントになります。愛着の問題を抱えるこどもが自分で愛着の絆を基盤に人間関係を広げていこうとしても、それまで人間関係の負の経験をいっぱいしているので、どのように広げていけばいいかわからないのです。これが定型発達での愛着形成と愛着障害の愛着修復支援の違いです。定型発達の愛着形成の専門家は、絆さえつくればあとはこどもに任せて大丈夫、あるいは、こどもが人間関係を広げることに大人があまり関与すべきではない、というような無責任なアドバイスをされることもあります。

これらは、愛着障害の愛着修復支援では、まったく不適切な考え方なのです。

この事例では、まず、前述のような周囲の間違ったとらえ方を気にしなくていい、担任の先生の考え方、支援が正しいことを確認しました。しかし、まだ担任教師が第2フェーズの主導権の確立が不十分であることが、担任教師がいないときの不安を紛らわす意味での愛情欲求行動や接触欲求に現れていることに気づいていただき、その上で、主導権をしっかり意識しながら、第3フェーズの「他者との関係づくり」をお願いしました。中学校に行けば確実に環境が変わり、不安が大きくなるだろうことも踏まえて、「先生がいなくても大丈夫だ」という経験をすることが必要だからです。

「先生がいなくても大丈夫」と思ってもらおうとする場合、よく行われる適切でない支援は、先生がいない状態を無理にいきなりつくって、「いなくてもちゃんとするのよ」という状況に追い込んでしまうことです。不安は、「いつもと違う」とこどもが感じたときに、増幅されやすいのです。1章[1]で少し取り上げた母子分離不安で登園しぶりをしたりする場合や、お迎え逃避で逃げ回るこどもの場合でも、「一緒だと落ち着く人」から全然違う人に相手が替わるときに不安が生じやすいのです。

このH君がわかりやすく示している行動に、先生の私物、例えばハンカチを与えられていると落ち着けるという行動があります。先生がいなくても先生の持ち物があれば安心できる、つまり「安心のグッズ効果」が現れているのです。このことの意味を踏まえながら、「この先生がいるから、別の先生ともこれができる」「この先生がいるから、この子とこんなペア学習ができる」という確認をまずすることが大切です。

その上で、「先生がいなくても、先生のハンカチがあればこれができるのはどうしてか」、それは「先生を意識することで一人でもできるのだ」と気づくこと、先生のいる授業中、「先生が他のこどもとかかわっていても、このハンカチがあれば大丈夫だ」という確認から行っていくのです。

ここがポイント！ 理解と支援

愛着障害のあるこどもや愛着の問題を抱えたこどもは、キーパーソンとの間に愛着の絆ができたとしても、その関係を基盤に自分で他者との関係をつくっていくことができない。「絆さえつくれば、あとはこどもに任せて大丈夫」というわけにはいかないのである。支援者側が主導権を握り、段階的に「キーパーソンがいなくても大丈夫」という状態をつくっていくことがポイントとなる。

★キーパーソンの立ち位置①：つなぐ支援

愛着の問題を抱えているこどもが周囲との関係性を着実に広げるには、キーパーソンが他の人とのかかわりに具体的に直接関与して、その関係性を広げる支援があればさらに効果的です。このようなことからも、第３フェーズの「他者との関係づくり」の支援は、愛着障害の愛着修復支

図5　キーパーソンの立ち位置①

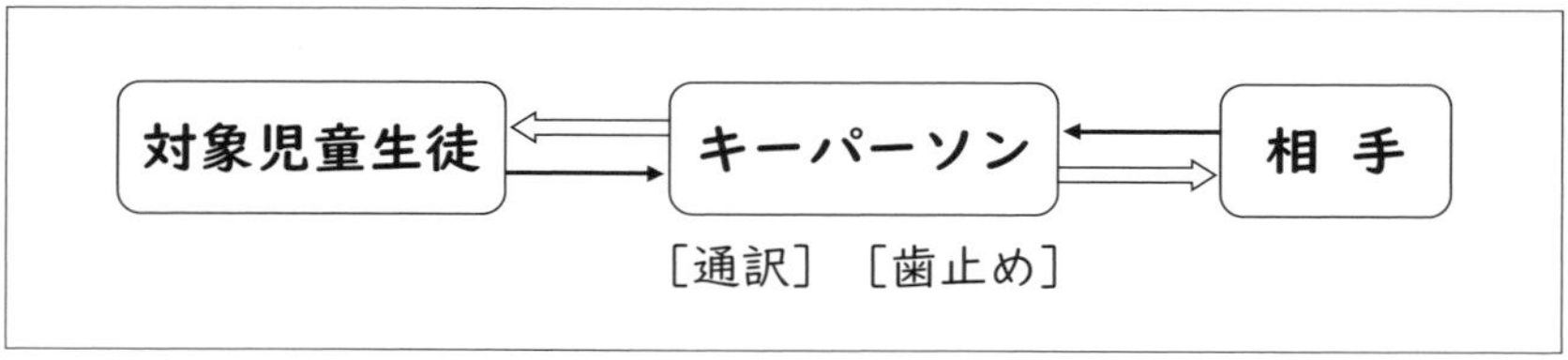

援のためには、なくてはならない大切なものです。この第3フェーズでのキーパーソンの支援は「橋渡し支援」と呼ぶべき〝つなぐ支援〟です。その事例を紹介しましょう。

【事例33】　保育所の年長男児I君。加配の先生との関係はできてきて、保育活動中には、そばにその先生がいれば参加できるようになってきた。しかし、自由遊びの時間には、他児との間でいろいろなトラブルが起こりやすい。ボール遊びをしているこどもたちのところに近寄っていって、いきなりそのボールを取って逃げるというような行動が出てしまう。

I君は、加配担当の保育士の先生のキーパーソンとしての個別的なかかわりのおかげで、集団内での活動でも落ち着いて参加できるまでになりました。しかし、問題は、先生のいない場所、場面で起こりやすいのです。他の人とのかかわりをつくるには、最初の段階では、キーパーソンが支援対象となるこどもと相手との間に入り、その間を［通訳］として、つなぐ支援が必要です（図5）。

この事例の場合、まず、どうすれば他児の遊びの集団に入ることができるのか、相手のこどもたちに対してとるべき行動を、Ｉ君本人の前で、キーパーソンがモデルとして見せる必要があります。「先生と一緒に行くよ。みんなが遊んでいるときには、『入れて！』と言って入れてもらうんだよ。ほら、一緒に言おう、『入れて！』」などと、入り方を実演しながら一緒に行動し、他者とのかかわり方のモデル学習を支援するのです。

このとき、他のこどもたちは、先生が一緒に行けば、まさか「いや！」とは言わないでしょうが、今まで何度も遊びの邪魔をされたりして負の経験をいっぱいしていると、せっかく先生が一緒に行っても拒否されてしまうかもしれません。ですから、事前に「あとで先生とＩ君と一緒に『入れて』と来るから、『いいよ』と言ってね」と交渉しておく必要があります。この事前の交渉がなかったことで問題が生じた事例をあげましょう。

【事例34】　中学校二年生の男子Ｊ君。小学校のときに注意欠如多動性障害（ＡＤＨＤ）と診断された。母親は二つの仕事をかけ持ちしており、帰宅が遅い。Ｊ君は、人の揚げ足をとったり、真剣な場面でにこにこ笑っているときがある。掃除用具入れに隠れることがよくある。パニックを起こすと周りが見えなくなり、担任に殴りかかる。サッカー部に所属、指導に従わない後輩を注意して従わないとケンカになる。

担任教師は手製ノートをつくってあげたり、Ｊ君との関係をつくりつつあって、担任教師がいるところでは目立って不適切行動が減った。しかし、担任教師が出張の日、授業中に嫌なことがあって、廊下に飛び出し、廊下の掲示版を蹴って端を割ってしまった。

自分がやったことを反省し、担任に謝りたいと、担任が出張から帰ってくるのを待っていて素直に謝った。担任は、この子の学校内での評判を落としたくないと思い、掲示版を修繕してくれる校務員のところに一緒に修繕をお願いに行くことにした。ところが、校務員から「なぜ壊したか？」「高くつくがお金はどうするのか？」などと問い詰められた。J君は興奮して泣きだし、帰ろうとしたところ、校務員に「話が終わってない」と肩をつかまれたことで、逆上して暴れてしまった。

J君には、掃除用具入れに隠れるという「籠もる」行動や、パニック的な激しい攻撃性が見られることから、自閉症スペクトラム障害（ASD）と愛着障害を併せ持つ第3のタイプの愛着障害を持つこどもであることがわかります。このタイプは、J君がそうであったように、よく、ADHDという間違った診断を受けていることが多いのも特徴です。このタイプには、校務員の先生がされたような頭ごなしの正論の注意・叱責が一番よくない対応なのです。

そのことについてはまた後で、取り上げるとして、この事例における「橋渡し支援」の必要性を考えてみましょう。キーパーソンとして大切な認識は、このJ君とキーパーソンの関係はできていても、他者との安全・安心の関係はいきなり期待できないということです。特に、周りからは、キーパーソンは少し甘やかし気味だととらえられていることも多く、問題を起こしたときこそ、自分が厳しく指導しないといけないと勘違いして頑張ってしまう先生もよくおられます。ですから、こうして第三者である校務員の先生にかかわる際は、必ず、事前の交渉が必要なのです。

「この子はしてしまったことを十分反省しています。このあと、私と一緒に修繕のお願いに来ますので、『自分で言いに来れて、偉かったぞ』と、ほめてやってください」と。

この事例では、そもそも担任と校務員との間で、何の交渉に行くのかも事前に確認されていませんでした。J君本人は「修繕のお願い」に行くと意識していましたが、校務員の先生は、「なぜやったのか、誰の責任か」というそもそも論から話し始めてしまいました。まさに「話が違う」のです。感情の行き違い、齟齬に激しい感情混乱を示すのが、第3のタイプの愛着障害の特徴です。でも、J君は、激しく泣いただけでそこから立ち去ることで、それ以上の感情混乱を回避しようとまでできたのです。これは、担任教師のキーパーソンとしての支援の成果でもあるでしょう。なのにわざわざ引き留め、感情爆発を引き出してしまった校務員の先生の対応は、残念でなりません。

ここがポイント！　理解と支援

支援の最初の段階では、キーパーソンが支援対象となるこどもと相手との間に入り、［通訳］として、関係をつなぐ「橋渡し支援」が必要となる。例えば、キーパーソンは支援対象となるこどもの前で、相手に対してするべき行動をモデルとして見せ、他者とのかかわり方のモデル学習を支援するのである。また、つなぐ支援をスムーズに進めるためには、相手に事前に話を通しておくことなどが重要となってくる。

★キーパーソンの立ち位置①：〔通訳〕の役割とは？

キーパーソンによる他者との関係をつなぐ支援は、いわば、本人と他者との〔通訳〕の役割を果たすと言えるでしょう。ただし、普通の通訳は、相手のことばの意味を本人に伝える、本人のことばを相手に伝わることばに変えて伝えるのが役割ですが、愛着障害におけるキーパーソンの〔通訳〕としての役割はそれだけではなく、〔歯止め〕の役割もあります。

〔歯止め〕では、キーパーソンは両者の気持ちを個別に一対一で受け止め、預かります。両者を同時に呼んで聞き取ると、両者の言い分が違ってきて、あちらを立てればこちらが立たず状態になります（必要に応じて、キーパーソンが代わりに相手に謝罪します）。キーパーソンは、言い分の異なる両者の思いを預かり、それを両者に一番いいタイミングで伝えます。こうすることで、両者の感情むき出しの瞬発的なやりとりを防ぐことができます。事例で確認してみましょう。

【事例35】 中学校一年生の男子K君。着替えが嫌い。話す距離が近い。予期しないことが起こったり、予期しないことを言われたりすると興奮し、パニック的な行動を起こしてしまう。小学校区が違う他の生徒たちが小学校時代から使っていた「ちわっす！」という挨拶に対して、どう答えていいかわからず、「何やて?!」と興奮して攻撃をしかける。他の生徒が別の生徒の腹を叩く行為に、興奮して攻撃しようとする。特定の生徒に中指を立てて、威嚇する行為を示す。

K君は、相手の挨拶のことばが理解できず、興奮した対応をしています。感覚過敏や対人距離の問題、予期しないことへの感情反応があるということは、この子もASDと愛着障害を併せ持つ第3のタイプの愛着障害であることがわかります。第３のタイプの愛着障害の場合は、対人トラブルが多発しますので、第3フェーズの「橋渡し支援」が特に重要になるのです。

この事例の場合、キーパーソンの［通訳］としての仕事は、相手の「ちわっす」ということばが「こんにちは」という意味だというだけではなく、『ちわっす』と言われたら、あなたは『こんにちは』と言えばいい」ということを伝えることです。そして、たとえ中学生や高校生であっても、こどもと一緒に「こんにちは」と言う練習をする支援が必要です。

また、たとえ、他の生徒がよくない暴力行為をしていても、いきなり身体的攻撃を仕掛けるのではなく、キーパーソンに報告して、「そんなことをしたらだめだよ」ということを、相手にどんなことばでどう伝えればいいかを一緒に確認しないといけないのです。

キーパーソンの［通訳］は、このように、相手のことばの意味を伝えるだけでなく、そのことばにはこう答えるという具体的モデルを呈示する必要があります。自分の気持ちをどんなことばで表せば伝わるのかのモデルも呈示する必要があるのです。

この事例では、K君の威嚇行為を他の生徒（女の子）がおびえるという点への対応のアドバイスを求められました。K君のキーパーソンである先生には、キーパーソンと本人との共同作業でのポジティブな感情の育成の強化と、「橋渡し支援」としての表現の仕方の支援をお願いしました。ちょっとした興奮は、他の生徒にではなくキーパーソンに伝えてもいいのだという学習です。

同時に、おびえている女子生徒には、キーパーソンから、「あの子はどうしていいかわからない気持ちになるとわぁーと言いながらあんな行動してるけど、あなたに言ってるのではなくて、自分に言い聞かせて気持ちを奮わせているだけなんだ」と伝えて、相手の行動をどう受け止めればいいかの［通訳］をしていただきました。この場合の［通訳］は、支援者が本人の気持ちをすべて受け止め、相手の生徒には伝わらないようにする［歯止め］という役割を果たしていることになります。

［事例36］ 高校一年生の男子L君。他の生徒に対して「ペン持つな！」等の指摘行為がよく出る。相手が言うことを聞かないと、暴力を振るう。相手の生徒に素直に謝れず、謝罪場面を設定しても、まともに謝ろうとせず、よけい、相手を不快にしてしまう。

他のこどもの暴力や威嚇行為などの不適切行動におびえるこどもはよく見られます。このようなとき、キーパーソンには［歯止め］という盾となる「橋渡し支援」も必要となってきます。

この事例のように、L君の指摘行為は愛着障害の自己高揚・優位性への渇望です。年齢が高くなり謝罪行為への忌避感を強く持っている場合では、直接、謝罪をする機会をつくることは適切な「橋渡し支援」ではありません。

教師が本人の代わりに、被害を受けた生徒に謝ります。「本当は彼も謝りたいのだけれど素直になれないので、先生が代わりに謝るね。彼が謝れるようになるよう、先生がしっかりかかわっていくので、それまで待ってやってね」というように。

本人には、指摘したかったときの気持ち、殴りたくなったときの気持ちを代弁し、「こんな気持ちになったんだよね、わかるよ。今度からはそんな気持ちになったら先に先生に言ってね」と、感情のラベリングをしながら受け止めます。

ある意味、双方に違う顔、違う対応をしながら、双方をつなぎ止めること、これもキーパーソンによる「橋渡し支援」なのです。

ここがポイント！　理解と支援

キーパーソンの［通訳］の役割には、キーパーソンが支援対象となるこどもと相手の人との間に入り、盾となるような［歯止め］の役割を果たす必要も出てくる。これも「橋渡し支援」の一つである。

第３フェーズから支援した事例

本来なら、第１フェーズ（受け止め方の学習支援）で、キーパーソンとの一緒の作業を通して

「感情のラベリング」支援をし、第2フェーズ（こども主体で大人主導の働きかけへの応答学習）で、その作業・活動の主導権はキーパーソンにあることこそがいつもポジティブな感情をもたらしてくれる安心基地となることを意識していく支援をし、その後で、キーパーソンを通して他者につなぐという支援をしていきます。

しかし、こどもがすでに大きくなっている場合には、順を追ってキーパーソンと関係構築をしようとしても、今までさまざまな負の経験をしているため、大人への不信感もあり、なかなか関係性を構築できない例にも出会います。

このプログラムが「フェーズ」と称しているのは、段階（ステップ）と呼べるほどの積み上げ式ではなく、行きつ戻りつしてもよいからです。また、対象のこどもに合わせて、「このこどもの場合は、このフェーズから始める」というように、比較的自由な運用をしていただけるようにとの意図を込めています。

第3フェーズから支援を始めた事例を二つ紹介しましょう。

【事例37】 高等支援学校一年生の女子Mさん。母親と二人暮らし。母親は無職で、夜の外出が多く、そのときMさんは一人でインスタント食品を食べている。また母親は、Mさんの好きなアイドルのライブには一緒に行くこともあるが、叩く等の身体的虐待や、「あんたなんかいないほうがよかった」と言ったりするなどの心理的虐待がみられる。Mさんは中学校では不登校状態だった。高等支援学校で友達ができたが、その子の影響で男子との性的な関係等、トラブルが多くなる。話を聴いても嘘が多く、心を開かず拒絶的態度を示し、繰り返しトラブルを起こしてしまう。職場実習では体調を崩したという理由で欠席したり、来ても中に入れないこともあったが、そのことで悪びれた態度は示さない。自分の思い通りにならないと悪態をつく。「どうせ私なんか」というのが口癖。

母親が単なる同好のパートナーでしかなく、生活的な支援もせずネグレクト状態、加えて、身体的・心理的虐待もあり、安全・安心基地機能を果たしていません。探索基地も働かず、学習意欲がなく不登校になりました。進学後、友達ができましたが、これは安全・安心・探索基地のないことを友達に寄りかかって補償しようとするものでした。こうした関係性を「仲間指向性」と言います。友達の言いなりになりやすいのです。その友達自身も、同じような思いでいたのでしょう、この子たちの満たされない思いは、性的関係への指向となったのです。こうしたパターンで非行行為につながるのも愛着障害の特徴です。

したがって、この子たちにも安全・安心・探索基地としてのキーパーソンが必要なのですが、直接、キーパーソンとしての関係性を築こうとしても、大人や教師は注意や叱責ばかりしてくる存在としてしか認識されていませんので、その関係性を築いていくことは難しくなります。この場合、まず、Mさんとその友達とそれぞれに、キーパーソンの立ち位置になる教師を決めることが大切です。一人のキーパーソンで対応しようとすると、キーパーソンのかかわりの違いを意識して、わざわざ試し行動の問題行動を起こしたりしてしまうからです。

キーパーソンは、こどもの趣味・嗜好と合うものがある場合は、その活動をすることができます。友達のほうは音楽が好きだったので、音楽専科の先生をキーパーソンとして、音楽活動を通して関係性をつくることができました。Mさんは好きなアイドルがいるだけで、特に得意なこと、したいことも見つからない子でした。筆者がキーパーソンにお願いしたのは、まず、Mさんが好きなアイドルを同じように好きで、比較的まじめに学校での活動をしている生徒との関係を取り持つ支援でした。つながることでポジティブな感情が生じやすい子とつないで、その関係性をキーパーソンが支援していくのです。ただし、Mさんは今まで友達と向き合ったしっかりとした関係を持った経験がないので、二人をつないだだけではトラブルがいっぱい生じます。つながりたい相手とつなげてくれる存在、それが第3フェーズから始めるキーパーソンの支援なのです。

［事例38］ 児童福祉施設入所の中学校一年生の女子Nさん。幼少期、母親からの身体的虐待を経験。小学校時代はモノを与えられる養育に終始された。小学校六年時に、義父の性的虐待の疑いで措置入所。指導員にモノをあげることで気をひこうとする。気持ちをことばで伝えるのが苦手。指導すると「責められた」「うざい」と嫌がる。母親は義父の気持ちにばかり気を取られ、Nさんとのかかわりに意識が向かない。

中学校では、そうした背景を理解せず、クラスで男子生徒が誰かのトランプを隠してなくしてしまったことに対して、「それを止めなかったクラス全員の連帯責任だから弁償せよ」と担任教師がNさんにも弁償を強要。Nさんは納得できないと施設の指導員に訴えている。中学校の教師は、以前Ｎさんがした不適切行動を持ち出して、「君は以前、〜したんだから、弁償するのは当然だ」と言うらしい。

愛着が「しつけという名の虐待」と「モノでの関係」にすり替えられており、そのことが自分自身の感情認知発達に悪い影響を与えている例です。悪いことをすると気持ちを確かめず身体に罰を与え、いいことをしてもほめて気持ちを確かめることをしていません。いいことをした・しなかったにかかわらず、モノという報酬を与えてこどもの気をひく対応がされてきました。だからモノという報酬が行動の目標と意識され、指導員にモノをあげたがるのです。気持ちを他者に伝えられないのです。

相手にモノをあげることで満足する行動を修正するには、キーパーソンは拒否せずに受け取り、しかしただ「ありがとう」ではなく、それを「くれようとした優しい気持ちがうれしい」「つくろうとしてくれた気持ちにありがとう」と言い続けることが大切です。そのことで徐々に、こどもはモノから気持ちに焦点化できます。モノを欲しがるときも、それにこめた気持ちを強調し、「うれしいと思うから」などと言語化してから渡す、手づくりのモノならできるだけ一緒につくってそのプロセスを確認してからあげます。こういう「気持ちへの焦点化シフト支援」が必要です。これも、本人とモノとの関係性をキーパーソンを通じて変えていく「橋渡し支援」です。キーパーソン以外の指導員は受け取らない回数を少しずつ増やし、キーパーソンにあげるように言うという方向に持っていくのがいいでしょう。

Nさんへの中学校の対応はきわめて不適切です。気持ちに焦点化しないといけないこどもに対して、お金で弁償させることで、再びモノへの焦点化を強いています。納得できない本人に、以前した不適切行動という関係ないマイナス点を持ち出して説得しようとしているのはまったく論外な対応と言わざるを得ません。親のしつけでもよくあるのですが、叱るときに、関係ない他の本人のマイナス点を持ち出して「だからあなたはだめなんだ」と評価する行為は、本人の自己評価を著しく低下させ、「どうしてそんなことを言われなければならないのか」と、よけい感情が混乱してしまいます。特に発達障害や愛着障害のあるこどもに、関係ない他のマイナス点を指摘するのは、感情のコントロールを妨害し、感情的爆発を引き起こしやすいのです。

中学校がこのような対応を続けるのなら、担任に本人との交渉をやめてもらい、キーパーソンである指導員が前面に立って本人にしっかり対応する必要があります。学校の対応を本人には知らせず、本人が納得する形で収めたように本人には理解させる対応も必要になります。学校は対応を改めてくれなくても、本人への伝え方まで介入することだけは控えてもらうことを譲ってはいけないのです。これは、ある意味、前回紹介した第3フェーズの「負の橋渡し支援」であり、施設でも家庭でも必要な体制づくりです。保護者が家庭のしつけとしてこどもへの学校での対応や指示の仕方を要求してきたときも同様で、それが不適切な場合は、こどもを守るために表面上応じる姿勢を示さざるを得なくても、こどもにそれをそのままするすることは絶対に避けなければならないのです。

不適切な関係性を遮断もしくは緩和するのも、キーパーソンの大切な任務です。キーパーソンが支援対象となるこどもと相手との間に入り、盾となるような［歯止め］の役割を果たす必要が出てくることがあるのです。この事例でも、キーパーソンが学校に対してそうした対応をしてくれたことで、Nさんとの関係性を強めることができました。第3フェーズ支援の経験ができたことが、第1フェーズ、第2フェーズの支援を効果的にしてくれたのです。

ここがポイント！　理解と支援

「愛情の器」モデルに基づく愛着修復プログラムは、フェーズを行きつ戻りつしたり、支援を開始するフェーズを自由に運用してよい。

キーパーソンの立ち位置②③：移動基地の見守り支援から探索基地・固定基地へ

キーパーソンが直接、他者とつなぐ支援（キーパーソンの立ち位置①。120ページの図5参照）が根付いていけば、こどもと他者との関係を見守る支援に移行していけます。「橋渡し支援」においては、他者との関係性の変化に応じて、キーパーソンはその立ち位置を変え、支援を変えていくのです。

次ページ図6のキーパーソンの立ち位置②は、こどもたちがかかわっているその場にまで出張していく「移動基地」と言えます。移動基地での見守り支援は、こどもが他者とかかわる様子を

図6　キーパーソンの立ち位置②

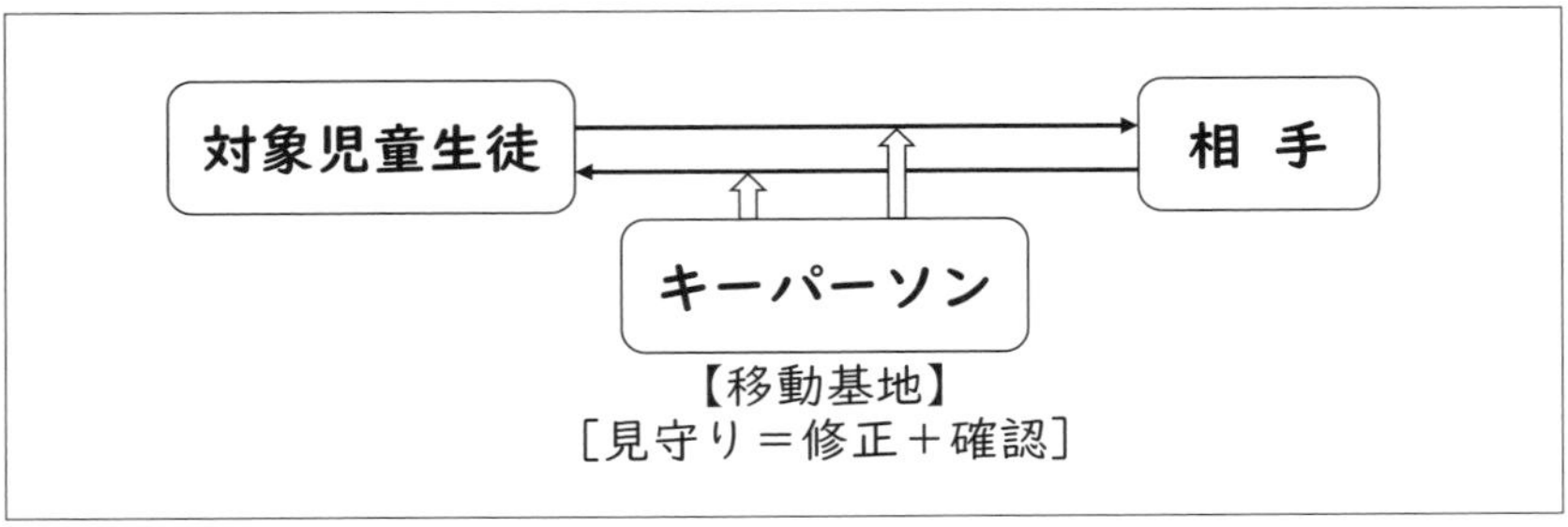

見ながら、いいかかわりには「そうそう、〇〇するときは△△するんだったね」と、その行動を言語化して意味づけ、「△△するとうまくいってうれしいね」と感情のラベリングをします。違うかかわり、不適切なかかわりをした場合には、「〇〇するときは△△するんだったよね」と、いいかかわりを意識してもらうようにします。もちろん、ここでも「～してはだめ」という言い方は避けます。

この状態に持っていく際、どうしてもキーパーソンが直接かかわらないとうまくいかない、キーパーソン以外の人とはかかわりたがらないということも、強い愛着障害のある場合や年齢の小さいこどもでは生じやすくなります。そこで、次に、保育所のこどもの例をもとに、キーパーソンの次に安心できるサブキーパーソンをつくって支援した事例を紹介しましょう。

［事例39］　保育所の年少男児Oくん。登園渋りがある。家では好きなDVDを見せられていることが多い。お迎えのときは、礼儀正しく、すんなり帰る。他児の持っているものが欲しいと奪い取ったり、叩いたりする。保育士から注意

されると、声を荒げて泣き叫び、床に伏して手足をバタバタさせる。他児を注意していると「もう怒らないでよ」と言う。外遊びでは一つのことに集中して遊べず、ウロウロしている。担当の保育士がいないと落ち着かず、いつもそばにいるように訴える。他の保育士がかかわろうとすると言うことを聞かない。

この事例では、自分が注意されると感情混乱を起こし、他児が責められるのを見ると助けたくなるという、虐待・不適切なかかわりの結果、愛着障害となったパターンによく見られる行動をしています。ですので、このＯくんの登園渋りは母子分離不安が原因ではなく、また「お迎え逃避が起こらないから愛着障害ではない」とは言えないのです。Ｏくんにとっては、保育所が安全・安心の場所であり、家は戦いと我慢の場所として意識されているのでしょう。唯一の救いはＤＶＤ鑑賞という憩いの時間があることですが、これでは、本当の安心基地ではなく、エネルギーを貯め活動する探索基地はできようもないでしょう。Ｏくんが特定の保育士に依存、独占したがるのもそうした背景があるのです。

ですから、大切なのは、その特定の保育士、キーパーソンこそが本当の安全・安心・探索基地であり、キーパーソンを通して他の人とかかわっても大丈夫なのだということに気づいていける支援です。しかし、筆者が相談を受けていたこの事例では、キーパーソンの事情で一日中、Ｏくんとかかわることができないことも、安全・安心基地づくりにマイナスの影響を与えていました。

そこで、キーパーソンの次に安全・安心基地となるサブキーパーソンの保育士の存在をつくることを提案し、以下のような手順でやっていただきました。

①まず、偶然を装って、キーパーソンの保育士（P先生）もいる場所で、サブキーパーソン候補の保育士（Q先生）がOくんがいい行動をしたことを見つけて、「こんなことできたね。P先生にほめてもらおう」と、キーパーソンに一緒に報告してキーパーソンにほめてもらう機会を意識してつくります。

②キーパーソンの主導権でOくんが活動するところをサブキーパーソン候補に見せます。そして、その活動にサブキーパーソン候補に一緒に参加してもらい（三人で一緒の活動）、それができたことをサブキーパーソン候補にほめてもらいます。そのことをキーパーソンが「Q先生（サブキーパーソン候補）にほめてもらってうれしかったね」とさらにほめます。

③「Q先生にこれをしてもらいに行こう」とキーパーソンがOくんに指示して一緒に行き、あらかじめサブキーパーソン候補に「こうしてください」と伝えておき、それを一緒にやってもらい（三人で一緒の活動）、キーパーソンにほめられます。そしてサブキーパーソン候補にキーパーソンの見ている前でほめてもらいます。

ここで、ほめる順番が違っていることに留意してください。①と②では、偶然、誰かにほめてもらう経験をキーパーソンが認める意味があります。③では、キーパーソンの言う通りサブキーパーソン候補とかかわったのですから、まずキーパーソンからほめてもらうことが大切です。その後に、サブキーパーソン候補にほめてもらって関係性をつなぐのです。

図7　キーパーソンの立ち位置③

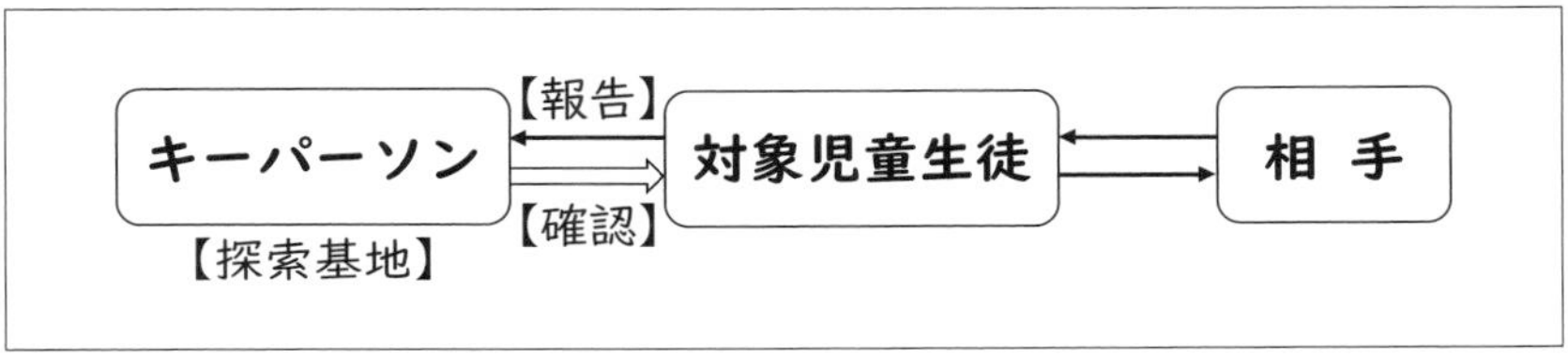

④サブキーパーソン候補のところに何かをしてもらいに行くよう促し、後ろからキーパーソンがついて行き、サブキーパーソン候補にほめてもらってからキーパーソンがほめます。ほめる順を変えて、キーパーソンからスタートしてキーパーソンに戻る動線を意識して、探索基地化できるようにします。

⑤同様にサブキーパーソン候補のところへ行かせるのですが、最後のキーパーソンにほめてもらう部分だけ、自分でキーパーソンのところに帰ってきてからほめられるようにします。

⑥こどもは、サブキーパーソン候補と行う活動をキーパーソンと確認した後、自分でサブキーパーソン候補のところに行き、そこでの結果を帰ってきてキーパーソンに報告してほめられます。

これで、サブキーパーソンづくりを丁寧に行うことができました。年齢が大きいこどもの場合は、同時並行的に、サブキーパーソン候補と①②の経験をつくりながら、③のチャンスをつくっていけばいいのです。

⑥の状態は、第3フェーズの完成形です（キーパーソンの立ち位置③。図7参照）。キーパーソンに「こうするんだね」と確認して行動始発し、「こうしたよ」と報告をしてほめられ、認められる。これでキーパーソンの安

全・安心・探索基地機能は盤石となり、愛着の絆はできました。ですから、それが次に、サブキーパーソンでもできるようになれば、人間関係の輪がキーパーソンを軸に確実に広がっていくことになるのです。こうして他者との関係をつくっていくのです。

ここがポイント！　理解と支援

キーパーソンの立ち位置は、段階を踏んで対象児童生徒から離れた立ち位置をとるように変化していく。キーパーソンの立ち位置②では、直接の〝橋渡し〟から一歩立ち位置を引いて、その場で対象児童生徒と相手のこどもとのやりとりを見守り、修正や確認を加えていく。キーパーソンの立ち位置③では、対象児童生徒から離れ、確認と報告をするよう促し、探索基地として固定基地化する。また、キーパーソンが一日中、支援を続けることができないこともあるので、サブキーパーソンをつくって支援することも有効である。

4

第4フェーズ 自立に向けて・次年度に向けて

次に「第4フェーズ：自立に向けて・次年度に向けて」を経て愛着修復が完成していく様子を確認していきましょう。

キーパーソンの交代は学校や幼稚園・保育所、施設でも必ず必要です。スムーズな交代はこどもの人間関係を広げ育みますが、ここで失敗すると、人間関係に問題を生じさせやすくなります。筆者が支援したキーパーソンの交代事例をご紹介します。

【事例40】　小学校五年生の女児Rさん。四年生のときの男性担任からの〝受け渡しの儀式〟により別の男性担任に引き継ぎ、約束ノート（参照ポイントノート）を参照しながら行動支援に成功した。

四年生のときの担任（旧キーパーソン）には、筆者は「経験と経験の対決」という表現で、支

図8　キーパーソンの立ち位置④

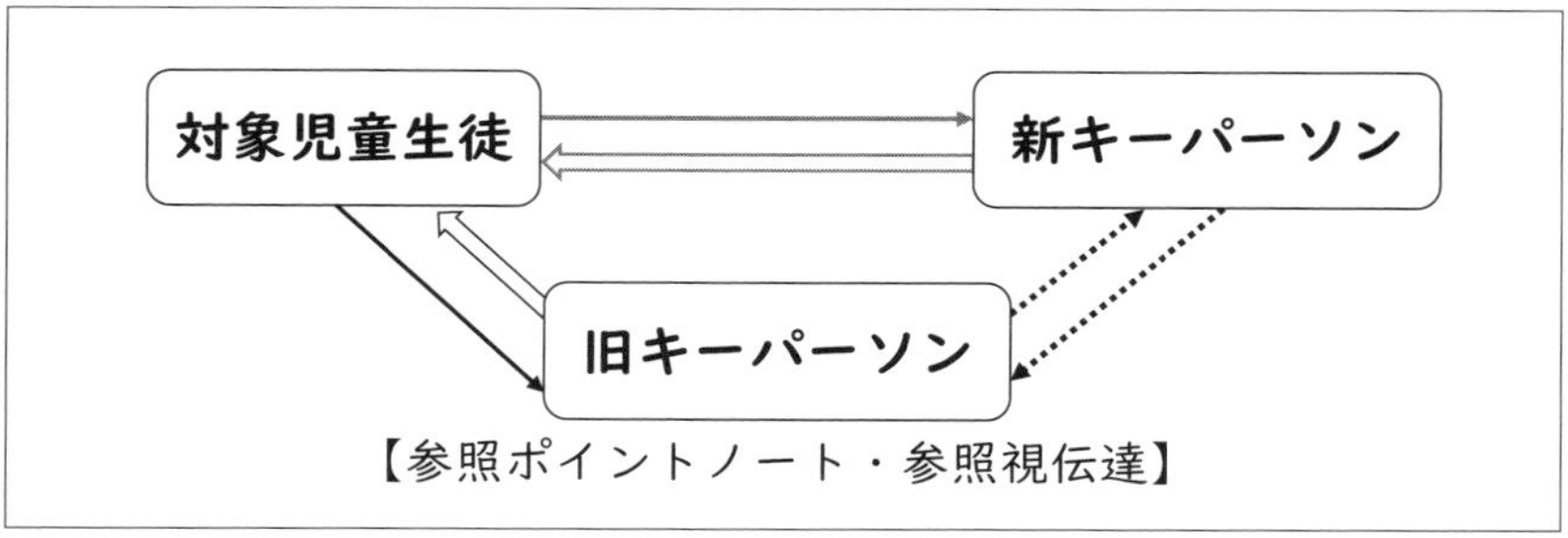

援のエンパワーメントを行いました。Rさんが不適切な経験をたくさんしていても、それを上回るいい経験をすれば乗り越えられます。経験量で勝負は決まらない、九年を取り戻すのに九年はかからない、「経験の量の対決」ではなく「経験の質の体験」が大切だということです。

前担任には、Rさんにとってどんな経験が大切だったのかを確認し、「参照ポイントノート」に記録しておくことをすすめました。そして、このノートを五年生の担任（新キーパーソン）に渡す〝受け渡しの儀式〟をRさんの前で行いました（これが、キーパーソンの立ち位置④になります。図8参照）。

Rさん本人の前で、まず、新キーパーソンを「この人が信頼できる人」と紹介し、旧キーパーソンとの約束やできたことを新キーパーソンに伝えるという儀式です。「△△の約束守って○○できたね。この先生にも約束しよう。先生お願いします」「わかりました。そうなんだ、△△すれば○○できるんだね。よし、やろうね！」と、旧キーパーソンへの参照視と新キーパーソンへの期待視が起こることを確認するのです。参照ポイントを記載した「参照ポイントノート」も引き継ぎ、旧キーパーソンとの契約確認書、信頼証明書として使用しました。

引き継がれた証拠に、新キーパーソンへの愛情試し行動はまったく生じず、Ｒさんは、旧キーパーソンとの信頼の証の信頼確認グッズは大切にしまっておき、新キーパーソンには、別の信頼確認グッズをつくって、いつも確認したのです。愛着形成が一人から広がり、本人が自立できた証拠なのです。

ここがポイント！　理解と支援

キーパーソンが交代しても、安全基地・安心基地・探索基地機能に大きな影響を与えない工夫が必要となる。そのためには、旧キーパーソンと対象児童生徒と新キーパーソンの三者で〝受け渡しの儀式〟をすることがポイントとなる。その際、参照ポイントを記載したノートを引き継いだり、小さいこどもの場合は、旧キーパーソンとこどもが、新キーパーソンの前で「こうだったよね」と実演することで参照視伝達する。

第4章

事例でわかる！発達障害と愛着障害を併せ持つこどもの支援

1 支援にさまざまな工夫が必要な第三のタイプの愛着障害

第三のタイプの愛着障害＝ＡＳＤと愛着障害併存タイプ

第1章3で、愛着障害には「脱抑制タイプ」「抑制タイプ」と、もう一つ、第三のタイプとして「ＡＳＤ（自閉症スペクトラム障害）と愛着障害併存タイプ」があることを説明しました。その中でも述べましたが、先天的脳機能障害である発達障害を持って生まれてきたこどもが、その後、後天的に誰とも愛着形成できず、関係性障害である愛着障害を併せ持つことは、当然、想定されることにもかかわらず、現状、精神医学界では、発達障害と愛着障害を併せ持つ診断ができない診断基準を設定しています。しかし、現実には、この発達障害と愛着障害を併せ持つこどもの支援に困難が生じている例が一番多く、ご相談も多いのです。

この第三のタイプは、独特の特徴があり、支援にさまざまな工夫が必要となります。ＡＳＤへの認知支援、愛着障害への感情支援、どちらでも生じる行動の問題への行動支援が必要です。愛着の支援としての安全・安心・探索基地機能の支援と、ＡＳＤへの居場所機能の支援としても必要である人間関係支援を、そこにいかにして組み合わせるかが重要となります。そして、愛着障害への支援が効果を持てば、それが感情コントロール効果を生じ、ＡＳＤへの支援の効果がアップするのです。こうした事例を紹介してみましょう。

ADHDと誤診された第三のタイプの愛着障害の支援事例

【事例41】　小学校三年生の男児Ｓくん。勝ち負けへのこだわりが強く、ゲームなどで自分が負けると相手を攻撃したり、すねてモノを投げつける。去年クラスが同じだった児童の顔を見るなり表情が一変し、その子が今日は何もしていないのにいきなり殴りかかり、何度も殴った。それを止めようとすると泣き喚き、地団駄を踏み、大暴れし、教師一人では止められず、数人がかりで押さえないといけなくなったことがある。武器や恐竜が好きで、そのコレクションの本を好んで読む。「死ね！」「殺すぞ」という暴言がよく出る。スピーカーから出る楽器音が嫌いで、音楽の授業には参加しない。「器械体操は見学でもいいと言ったよね」と、一度認められたことには次回も必ずそうすることを要求する。支援学級では比較的落ち着いているが、「これがしたい」等、いろいろな要求をする。

突然の攻撃行動があることから、それが衝動的行動と誤認され、ＡＤＨＤ（注意欠如多動性障害）との診断がされていましたが、Ｓくんの攻撃性には、典型的な第三のタイプの愛着障害の特徴が見られます。

まず、その衝動的に見える攻撃は、ある行動をしているときに、突然別の行動が割り込む衝動性によるものではなく、Ｓくんの表情が一変していることから、感情が関与したフラッシュバックによる攻撃であることがわかります。去年クラスが同じだったこどもの顔を見た瞬間、嫌な思い出と感情が突然よみがえり、制御できずに突然攻撃したのです。コントロールできないネガティブな感情が関与している証拠に、その行動はなかなか止められず、執拗に攻撃します。

また、去年クラスが同じだったこどもは他にたくさんいるのに、その子だけを攻撃するのは、特定の対象のみを攻撃する執拗さで、これは自閉の特徴である焦点化された認知に、愛着障害の特徴であるネガティブな感情が密着した結果、生じているのです。ですから、その攻撃を止めようとすると、その密着を正面から剥がされることへの抵抗と、そのことで生じるさらなるネガティブな感情が増幅され、激しいパニック攻撃となるのです。ＡＤＨＤではありません。

自閉の特徴である認知の偏りが、武器や恐竜など好きなものへのこだわりとなります。愛着障害があることで、自己高揚による優位性への渇望から、そのこだわりの対象が強いもの、攻撃性のあるものになりやすくなります。自分にとって優位なわがままの要求に固執するのも同様です。

暴言は、愛着障害の特徴からネガティブな感情の紛らわせとして生じ、自閉の特徴であるエコラリア（反響言語）として繰り返しやすくなるのです。

また、自閉の特徴である知覚（感覚）異常が、スピーカー音への知覚（感覚）過敏として現れています。Ｓくんの場合もそうでしたが、大きな音でも太鼓の音等は平気で、知覚（感覚）過敏と知覚（感覚）鈍麻という相反する特徴が併存するのが知覚（感覚）異常という特徴です。このことから、ＡＳＤの激しい攻撃性を、刺激に対して激しく反応しやすいという「易刺激性」でとらえようとするのが現状の精神医学界のとらえ方ですが、このとらえ方にも賛同できません。その激しい刺激反応性がなぜ起こるかの説明ができないからです。筆者は、愛着障害との併存がその原因で、自閉の強さと愛着の問題の強さの〝かけ算〟の答えが、この激しい攻撃性と、後述する「固まる」というシャットアウトの行動の強さを説明できると考えています。愛着への支援がこうした行動の問題を激減させることによっても説明できます。その支援のあり方を説明しましょう。

「逸らす」「ずらす」支援

まず、攻撃行動への支援の仕方ですが、真っ正面からの支援だと、攻撃性の原因であるネガティブな感情を減らせず、よけい増やし混乱させてしまうことになります。その攻撃が激しく、どうしてもいったん収めないといけない場合は、前から抱きかかえるのではなく、「後ろから抱きしめる」方法を使います。

そして、その攻撃行動と、密着しているネガティブな感情とを切り離すには、「引き剥がす」というやり方が最も抵抗されます。焦点化された認知とそれに密着した感情を「逸らす」「ずらす」

支援が効果的です。例えば、Sくんが好きな恐竜の絵本を見せて逸らします。「ステゴザウルスのこのとげはかっこいいな」などと（武器は攻撃を連想させるのでこの場合は避けます）。認知と感情が興味のあるものに逸らせられれば、目の前の攻撃対象に密着したネガティブな感情を結果的に剥がすことができるのです。

何で気持ちを逸らすことができるかは、こどもによります。学校では使いにくいスマホ、DVDは、保育所や施設では使用可能です。視覚だけでなく、音や身体のある部位を触ること、聴覚や触覚で逸れる子もいます。こうした対応が必要です。

逸らすには、タイミングも重要です。一度、その刺激で逸れなかったからといって、その刺激はもう使えないと思ってはいけません。しばらくしてから、また「恐竜」で試してみると、今度は逸らすことができたという場合もあります。

また、その場にいなかった人がどこからか現れて、「いい天気だね～。お花でも見に行こうか?」と雰囲気を変えるように誘って逸らすという、違う人で逸らす方法も使えます。クールダウンで「水を飲むこと」で落ち着きやすいのも、場所を変えて視覚・聴覚を変えた後、触覚・味覚を変えることで逸らしている効果です。こうしたクールダウンに誘うにも、その場にいなかった人が誘うほうが誘いやすいのも「逸らし」の効果です。

「振り返り」により「認知を広げる」支援

「逸らす」ことでそのときの攻撃行動が収まったとしても、次にその攻撃行動を起こすのを防ぐことはできません。次の攻撃行動を防ぐ支援は、「振り返り」により「認知を広げる」支援です。「さっきしたことを思い出して！　どうしてやってしまったの？　反省しなさい！」という振り返りは、最悪のかかわりです。もう一度、ネガティブな感情と密着した行動を想起させ、自分でそれを解決しなさいと強要しても、できるはずがないのです。再度、感情混乱を引き起こすことになるだけです。愛着障害のあるこどもは、ネガティブな感情を直接何とかすることは一人ではできません。

振り返りは、キーパーソンがこどもの代わりに行います。「これに腹が立って、嫌な気持ちになったんだよね。今度、嫌な気持ちになったときは、これをしてみよう」というように。

このとき、「これが嫌だったというとき、こう思うと少し許せるね」「これはこんなふうに受け取ってみよう」などと認知を広げる支援をすることが、攻撃的反応の発生頻度を低下させることにつながります。Sくんの場合、「器械体操の中でも鉄棒は触るとちょっと武器みたいだから、鉄棒は許せるよね。鉄棒だけやって見学しようか」と、こだわっている見学を禁止するのではなく、それを認めつつ、「これもあり」と許せるモノを一つ付け加え認知を広げていくのです。

習得すべき行動を報酬感と報酬感で挟むサンドイッチ支援

そして、ネガティブな感情をなくすのに一番効果があるのは、ポジティブな感情、いい気持ちを生じさせる回路をつくることです。

こどもへの報酬支援は、普通、「何かができたらいいことがある」というパターンで行うことが多いです。しかし、ＡＳＤを併せ持つ第三のタイプの愛着障害の場合には、このパターンに誘おうとしても、何かをすること自体に抵抗して、入り口でこのパターンに入ることを拒否されてしまい、支援が成功しなくなります。このパターンに固執するのではなく、違ったパターンも必要になります。

事例のＳくんの場合は、支援学級で、まずキーパーソンと最初に好きなゲーム、ごっこ遊びをします。もちろん、キーパーソン主導で、その日の遊びを提案し、時間、もしくは、何サイクルするかを先に決め、それをして楽しい気持ちになったことを確認し、その後、学習活動をする、それをした後でまた、報酬になる楽しい活動をするというパターンを決めました。こうすることで、この場所では、必ず、キーパーソンが楽しくなる活動を提供してくれる、その気持ちを確認した後なら少し嫌な学習もできる、それができたらまた楽しい活動ができる、という報酬感と報酬感の間に習得すべき行動を挟むサンドイッチ支援が効果的なのです。

ここがポイント！　理解と支援

ＡＳＤを併せ持つ第三のタイプの愛着障害への支援では、ＡＳＤへの認知支援、愛着障害への感情支援、どちらでも生じる行動の問題への行動支援が必要となる。そして、そこに人間関係支援をいかに組み合わせていくかがポイントとなる。愛着障害への支援が効果を持てば、感情コントロール効果が生じ、ＡＳＤへの支援の効果もアップする。

ポジティブな感情を生じさせる支援の事例

こうしたポジティブな感情を生じさせる支援のパターンを、事例を通していくつか紹介しましょう。

【事例42】 中学校一年生の男子Tくん。自分が嫌いなことには取り組まない。プリント学習が嫌になると、プリントを丸めて投げ捨てたり破り捨てる。嫌がらせのように、教師の顔近くまで顔を寄せて息を吹きかける。それを教師が嫌がると喜ぶ。正面から注意すると、大暴れする。他生徒には後ろから首を羽交い締めにしたり、壁に追い詰めて押しつける等の攻撃行動をよくする。

「はい、わかった！　これしよう！」という対応

筆者が相談をいただいて教室での様子を観察していたときのことです。Tくんがプリントを丸めて捨てると、そばについていた支援員の先生は、それを拾っては広げて机に戻すという行為を二度にわたってされ、三度目、それをされたTくんの表情が一変し、攻撃的爆発をしようかという瞬間、それを救ったのは、そのとき、開いた窓から教室に入ってきた虫でした。誰かが「あっ！虫！」と叫び、虫が大好きなTくんは、この虫に意識を逸らすことで攻撃行動をしないですんだ

のでした。

息を吹きかける、首を羽交い締めにする、壁に追い詰めて攻撃する等の嫌がらせは、相手を嫌がらせて、あるいは身動きできない状況にして自己の優位性を渇望する愛着の問題と、息や局部に焦点化した特異な認知という自閉の特徴があわさって生じています。このとき、嫌がるそぶりを見せることは、その行為が優位性の渇望に効果があったことを示すので、さらにその行動を助長することになります。「やめなさい！」と注意すれば、それも反応させたことで効果が感じられ、注意によりネガティブな感情が増え、その行為をエスカレートさせてしまいます。

こんなときは、「はい、わかった！　これしよう！」と対応します。本来、愛着障害のこどもの不適切行動には、「その行動に反応しない、その気持ちを言い当てる」のが鉄則です。行動に反応するとエスカレートします。気持ちを言い当てられると安心します。しかし、愛着障害が強い場合やASDが併存している第三のタイプでは、逆に感情を言い当てると、当たっていても嫌がり、怒りの反応を返すことが多いのです。しかし、無視する対応も行動をエスカレートしますので（第2章5参照）、「わかった」とさらっと受け止め、次の行動の指示をすることで逸らしているのです。その指示は、必ず、ポジティブな感情をすぐに感じることができる行動であることが必要で、その後、「これをしたら楽しくなったね」とポジティブな感情につなげるのです。

Tくんの息を吹きかける行為は口の行動ですから、この場合でも前述したように、水を飲むことが逸らしにつながります。それを拒否したとき、筆者とまなざしを同じくする実践家である中学校のある先生は、「この後、大学から偉い先生（実は筆者のことです、恐れ多いことですが）が来るんだけど、その先生に出す大切な水の味見をする特別の役割をあなたに頼みたい」という素敵な逸らしをしてくださったそうです。

【事例43】 小学校六年生の男児Ｕくん。複雑な家庭事情で、母親はこの子の言いなり。家族からは無責任なかかわりしか受けていない。高いところが大好きで、よく机の上に立ったり、雲梯の上に登る。学校で他児に暴力で怪我をさせることがしばしばある。特に、眼鏡をはめている人が近寄ってくると、誰彼なしに眼鏡を集中攻撃して壊してしまう。止めようとすると、大暴れする。万引き等も。ＡＤＨＤ、反抗挑戦性障害の診断がある。

成功した行動ミッションを重ねていく

Ｕくんは、非常に激しい攻撃行動が日々頻発しており、診断による投薬治療も効果がなく、「好きなようにやらせてみたら」というアドバイス通りにするとよけい行動がエスカレートすることもでした。Ｕくんの攻撃行動がＡＤＨＤの衝動性によるものではないことは、眼鏡に攻撃行動のきっかけがあり、眼鏡に認知が焦点化して、フラッシュバックによる攻撃行動が起こっていることからわかります。このように人とは限らず、以前、嫌な目に遭わされた人が眼鏡をかけており、眼鏡を見ると嫌な感情がフラッシュバックして、その眼鏡に執拗に攻撃をしかけ、必ず眼鏡を壊してしまうというのも、第三のタイプの愛着障害の特徴なのです。別の小学校一年生のこどもですが、通学路で黄色い服を着た人に注意されて以来、黄色い服を着た人を見ると攻撃した、という事例もあります。

筆者が相談を受けて、Uくんがいつ落ち着いているかを確認しても、「いつも走り回っている！」とテンパっておられた先生方は答えました。しかし、ある先生が「今はダメだけど、そういえば、五年生のとき、（併設している）幼稚園に行ったときは、別人のように、いいお兄ちゃんして、小さい子の世話をしていたな」と、大切なことを思い出してくれました。このとき、筆者がアドバイスさせていただいたのは、以下のことです。
・Uくんに、まずキーパーソンの先生を設定する。
・登校してきたら、キーパーソンの先生から、幼稚園でのミッションを提示してもらう。
・ミッションは、小さい子のお世話を中心に設定し、あらかじめ幼稚園の先生と打ち合わせをしておき、幼稚園に行くと同じ指示を必ず幼稚園の先生から出してもらう。
・その後、学校に戻り、キーパーソンと一対一で、一緒の活動をする。
・その後、通常学級に行く。そのときのミッションも、キーパーソンと確認してから行く。
・終わりの会の後、キーパーソンと「ここがよかった」ことを確認する。
↓その確認の中で、キーパーソンとの一対一の活動で感じた感情については、キーパーソンが言い当てる。

↓幼稚園での活動は幼稚園の教員から、通常学級での活動は担任から先に聞いておいて、「ここがよかった」と確認する。

このような支援によって、すぐに落ち着きだし、高いところに登るという行動がなくなりました。愛着の支援をすることで解消することからも、Ｕくんの高いところに登る行為はＡＤＨＤの行動特徴ではなく、ＡＳＤが併存している第三のタイプの愛着障害の特徴であることがわかります。

そして、Ｕくんは、自閉の特徴である、時間を気にしたり、夜、怖い夢を見て気にしたりという特徴が、一時顕著になりました。これも第三のタイプの何かに焦点化された不安症状です。愛着修復ができてくると、衝動的に見えた行動、多動、攻撃、危険な行動は消滅し、不安が出やすいのです。そして数か月後、この症状もなくなり、愛着の修復に成功したのです。

この小学校では、保健室の養護教諭の先生がキーパーソンとなり、保健室を安全・安心基地、居場所として活用しながら、成功した行動ミッションを担任の先生との間で連携して、たくさんの成功事例を重ねてきました。

・登校してくると、まず保健室でキーパーソンと安心の確認。
・キーパーソンと今日のミッションを確認（初期にはそこに担任が迎えに来て、そのミッションを確認して教室に同行）。
・担任と振り返り後、保健室でキーパーソンと振り返り、下校（初期には担任が保健室に同行）。

というパターンをつくることが大切です。

【事例44】　中学校三年生の女子Ｖさん。失敗したら固まって動かなくなる。「したくない」と泣き叫ぶこともある。

「固まる」場合は、「しばらくそっとする」「逸らす」

ＡＳＤを併せ持つ第三のタイプの愛着障害があるこどもは、激しい攻撃性の代わりに「固まる」というシャットアウト行動を示す場合があります。これもＡＳＤのカタトニア（緊張病）と理解するのではなく、安全・安心基地と居場所感がピンチの状況のときに〝心のシャッター〟を下ろした状態ととらえるべきです。このシャットアウトは愛着障害の第二のタイプの抑制タイプと違って、シャットアウトの時間が平均数十分と短いのが特徴です。

しばらくそっとする、もしくは、逸らしの支援で、シャッターが上がりやすくする対応が効果的です。

【事例45】 保育所の年中男児Ｗくん。保育士の先生を呼び捨てにする。他児を後ろから羽交い締めにする。虫が好きだが、潰してしまう。長靴に砂を入れるこだわり行動がある。顔つきが変わると、危険な行動をする。初めて滑り台ですべったときは、フラフラになるまでやめられなかった。全体朝礼は最前列でないと落ち着かない。

「視覚支援や生活構造化より、まず人間関係づくりを」という筆者の助言に基づいて、キーパーソンの保育士の先生はしっかり一対一でつきあい、受け止め、納得するまで話し、関係づくりができてきた。「部屋を出ていいか」と聞いてくれるまでになった。それなのに、Ｗくんはキーパーソンの保育士の先生のことを「〇〇鬼」と呼んでいる。

受容に加え、「この人にはかなわない」と思わせる支援

こだわりもあり、羽交い締め、好きな虫を潰す、表情が変わると始まる危険な行動に、強い感情をコントロールできない第三のタイプの愛着障害の特徴が出ています。この場合もおすすめしたのが、愛着の支援です。

支援の結果、まず、「この先生の言う通りにすればいい感情になる」とWくんが認識しています。一方で、「この先生の言う通りにしないと、いけないことを経験させられる」とも認識しており、そのことが先生を鬼呼ばわりすることに表現されています。他の先生に対してはまだ呼び捨てであり、「この人にはかなわないや、仕方がないから言うこと聞いてやるよ」という思いがその「〇〇鬼」という畏怖の尊称に現れていると理解できます。

この事例からは離れますが、これもまた素晴らしい実践者である、別の中学校の先生の支援をご紹介します。この先生は、みかけは強面で怖そうなのですが、実はこどもの気持ちがよくわかる優しい先生です。他の生徒たちには、第三のタイプの愛着障害のあるこどもを指導するように見せかけて（そうすることで他のこどもたちの不満を出さないようにして）、実はその子と二人で一緒に何かをする機会をつくり出して個別対応する支援で逸らし、かつ、ポジティブな感情を生じさせてからクラスに戻すという対応をしていました。

そのときの大事なコツは、一緒にする活動の場面で、「好きなことをさせてくれる存在としてそばにいるだけ」という立ち位置も大切だということです。そしてその一方で、「筋が通った指導をする」この先生には「かなわない」という思いでもつながっていました。これが第三のタイプの

愛着障害への人間関係の支援なのです。

ここがポイント！ 理解と支援

第三のタイプの愛着障害のあるこどもの不適切行動には、「わかった」とさらっと受け止め、ポジティブな感情をすぐに感じることができる行動を指示することで逸らし、その後、「これをしたら楽しくなったね」とポジティブな感情につなげる支援のパターンをつくることが重要となる。また、「この人にはかなわない」と思わせることもポイントとなる。

2 愛着障害のさまざまな現れ方とその支援

本書も終わりに近づいてきました。ここでは、さまざまな愛着障害の現れ方の事例や、複雑に絡んだ糸を整理していく必要のある事例を紹介しながら、どのように支援していくか、そのポイントを整理していきましょう。

★ＡＤＨＤと知的障害と愛着障害を併せ持つ場合

愛着障害と先天的脳機能障害である発達障害を併せ持つケースは、本章①で紹介したＡＳＤ（自閉症スペクトラム障害）以外の発達障害でも生じます。

【事例46】　特別支援学校小学部の一年生男児Ｘくん。会話も困難で、トイレ自立もまだできておらず、夜尿も見られる。どんな刺激にもすぐに反応し、落ち着きなく走り回る。

小さい頃から、親から、静かにしないと叱責、叩く等の対応を受けてきた。その一方で、モノを買い与えすぎる対応も見られた。学習活動でも、一連の作業の途中でいつも他の行動が突然割り込み、学習活動が中断される。何でも触ってモノを口に入れる。床を這いずり回る。教員や他のこどもに抱きつく。

Xくんには知的障害があるので特別支援学校に入学しましたが、いつも多動で、どんな刺激にも反応し注意が逸れます。また、ある行動をしているときに別の行動が突然割り込む衝動性が見られ、その行動を成し遂げる実行（遂行）機能の問題を抱えるＡＤＨＤ（注意欠如多動性障害）の特徴が見られます。加えて、モノを触って口に入れる、床や人に接触するという愛着障害の特徴も見られます。

ＡＤＨＤと愛着障害を併せ持つ場合には、ＡＤＨＤへの行動支援だけでは効果は出ませんが、愛着への支援を行い、ＡＤＨＤを意識した支援をすることで効果的な支援ができます。つまり、こちらが主導権を握り、一つの簡単な行動をするように投げかけ、それができるとすぐにほめ、認めるという即時強化を意識し、感情のラベリング支援につなぐことが大切です。

例えば、「これ、持って」とモノを持たせます。これは愛着障害の接触欲求を満たすことになります。つまり、本人がしたいことを、こちらが主導権を握って促すのです。そしてすぐに、「先生に言われてこれを持つと気持ちいいね！」と感情のラベリングを意識した即時強化をします。大事なのは、一連の行動を促す場合は、実行機能の問題を意識して、細かい行動単位に分割して、そのつど、成果と感情とを結びつけることです。

さらにXくんの場合、知的障害もありますので、その伝え方として、ことばによる確認だけでは不十分です。「やった！　うれしいね！」という感情ラベリングに、例えば、ハイタッチのようなわかりやすい動作を随伴させることです。また、その行動を始める合図として、例えば、必ず肩に触れて「やるぞ！」という合い言葉をかけてから、行動を開始します。こうした「意識化支援」によって、どの認知、どの行動と、生起した感情を結びつければいいかを確認していく支援が必要なのです。

ここがポイント！　理解と支援

ＡＤＨＤと愛着障害を併せ持つ場合、ＡＤＨＤへの行動支援だけでは効果は出ない。キーパーソンが主導権を握り、こどもの実行機能の問題を意識して、そのつど、すぐに成果と感情を結びつける感情のラベリング支援をしていく。また、知的障害を併せ持つ場合は、感情のラベリング支援にわかりやすい動作を随伴させるのがポイントとなる。

★抑制タイプの愛着障害への支援：脱抑制タイプとの違い

【事例47】　小学校三年生の男子Ｙくん。家庭でのしつけが厳しい。学校ではいつも表情が硬く、ほとんど無表情。友達とかかわらない。大人にべたべた甘えることもしない。ほめても喜ばない。ルールを守ろうとしないので、それを指摘すると「それなら自分にそんなことさせなければいい」と答える。「△△しないと〇〇できないぞ」と脅しても、「できなくていい」と平然としている。母親や教師から強く叱られると、数日から数か月、一切その人としゃべらない。食も細くなる。

大人や他者を信用しておらず、警戒し、人とのかかわりを避けようとしている抑制タイプの愛着障害です。感情的反応を示さないのも特徴です。注意されたときは、それに直接答えず自己防衛しますが、その究極の現れが、強く叱られるとその人との関係を長期間にわたって遮断、シャットアウトするところに出ています。「取り入れる」ことを拒否して自分を守ろうとしているから、食が細くなります。数日、食べないこともあります。

脱抑制タイプの愛着障害の場合にはキーパーソンは主導権と先手支援を意識してかかわりますが、抑制タイプにいきなりそのような対応をすると、よけい自己防衛の殻に閉じこもってしまいます。まず大切なのは、「ここは大丈夫」「これをしていれば大丈夫」「この人は大丈夫」という安全感の感じられる場所、作業、人の確認から始めます。そうした「基盤となる最低限度の安全の場」をまず確認して、その上に「安心基地」をつくり、その後に「安全基地」の確認をして支援をします。

ですから、不信感を感じやすい集団の場での作業を避け、他の大人はあまりかかわらないようにして、キーパーソンとの関係づくりをまず意識します。キーパーソンは、明白に把握している行動のみを対象に、最初は行動の確認から始めます。「～してるんだね」「～したかったんだ」と。感情的評価は最初はしてはいけません。最初から感情に結びつけようとすると、抵抗したり拒絶したりするからです。特に、こちらが確認できていない行動を問いただすことは絶対に避けないといけません。

感情と結びつけていいような安全の場が確認できてきたら、ポジティブな感情から徐々に確認して、そこから安心感が発生することを確認します。「こんな気持ちがしたのかもね」とさりげなく気持ちを軽く言い当てたり、「その気持ちわかるよ～。一緒かもね」と気持ちが同じ、受け入れられるものであることを確認します。そして、ほめることで、それを強化してもいいことを確認します。「先生がほめたのは、あなたがそれをしてくれたのがうれしいからだよ。そのようにほめられたら、あなたも喜んでいいんだよ。お互い、いい気持ちが一緒なんだということ、うれしいと感じることがいいことなんだよ」と確認するのです。気持ちをわかってもらうことがいい気持ちにつながることを経験していく必要があるのです。

ネガティブな感情が生じている場面では、その気持ちは言い当てず、「嫌だったんだよね」くらいの言及をした上で、違うポジティブな活動に誘います。応じなければ、「もう少ししたらしようね」とタイミングを計ります。ポジティブな感情体験をしてもいいことが確認された後で、ネガティブな感情のラベリングをしても大丈夫になります。その場合も、こちらで事情が完全に把握できている行動から感情と結びつけていきます。「こうしたくなったのは悲しかったからかもしれないね」と徐々にラベリングしていくのは同様です。そのようにして、「この人はネガティブな感情になったとき守ってくれる存在だ」と安全感を感じることができていくのです。

どうしても他者とかかわる場面がある場合は、その行動経験になるべく同行し一緒に体験して、「こう言うといいよ」「こう受け止めようね」と、橋渡し支援も同時並行的に実施していくといいでしょう。そうした活動を定着しやすくするには、どんな役割を与えて活動に参加すると安心できるかをあらかじめ想定した役割付与支援も活用します。また、誰となら比較的かかわれるかを考慮した人間関係支援、何をしていると落ち着いてそこにいられるかを考慮した作業支援も活用します。

ここがポイント！ 理解と支援

抑制タイプの愛着障害の支援では、「基盤となる安全の場の確保」→「安心基地」→「安全基地の確認」の順で支援し、自己防衛の壁をゆっくり溶かしていく。安全・安心のサンドイッチ支援が必要となる。

★愛着の問題が昂進化した現れ方への支援

愛着の問題が強く、他に発達的あるいは精神的な脆弱性（弱さ）を持っている場合（発達障害を併せ持つ、あるいは、不安、緊張しやすい等）、愛着の問題は強くなり昂進化されます。そのような事例を紹介しましょう。

【事例48】 小学校五年生の男児Ｚくん。突然奇声をあげる。先生に暴言を吐いたり、他児に暴力をふるう。母親は、教師を罵倒したり、クレームが多い。Ｚくんは、教室の隅や廊下等に、うんちやおしっこをする（遺糞・遺尿）。後片付けをさせようとしてもしない。

遺糞・遺尿は、強い愛着障害の現れで、愛着の問題が強い場合や他に発達や精神の脆弱性を併せ持つ場合にもよく起こります。排尿・脱糞は解放感を感じるため、ネガティブな感情を紛らわせる行動として起こり、こっちを向いてほしいというアピール行動でもあるため、ところかまわず行ってしまいます。そして、後片付けしないのは、アピール行動、気持ち紛らわせ行為を否定することになるからです。後片付けをする気持ち（片付けると気持ちいいという感情）が育っていないのに、こどもが先にした行動を後から叱ると、主導権をとれないため、叱れば叱るほど、この行動は増えるのです。

ですから、直接、遺糞・遺尿をやめさせようとしてはいけませんし、片付けさせようとしてはいけないのです。もちろん、無視しても減りません。感情の紛らわせの必要性はそのままですし、こちらを向いてくれないと意識すれば、アピールはさらにエスカレートするでしょう。これは行動療法的対応が愛着障害に合わない対応だからです。

支援には、まず、行動始発学習を意識します。キーパーソンの主導権に従える簡単な他の行動をしてほめられる経験を増やすこと、言うことを聞いても大丈夫、そのほうが気持ちがよくなるという学習が必要です。そして、感情ラベリング支援+代替行動支援を実施します。こどもの前で、それをした気持ちがわかることを伝えます。アピールが強いと思われる子には「気づいてほしいって思って、やっちゃったんだね」と、感情の紛らわせが強いと思われる子には「むしゃくしゃして、ついやっちゃったんだね」と伝えます。その子の前で見せながら、キーパーソンが後片付けをします。「気づいてほしかったら、先生に声かけてね」「むしゃくしゃしたら、先生のところにおいで」と代替行動の支援もします。そのようにしながら、愛着対象であるキーパーソンと一緒の活動に誘っていきます。「これ、ちょっと持って」「ありがとう。助かった」と一つの行動にだけ誘い、次第に「一緒に片付けようか」と一緒に後片付けするように誘っていくのです。「先生と一緒に片付けると気持ちいいね」と感情のラベリングもしっかり行います。そうすることで、遺糞・遺尿という行動の必要性がこども本人の中で下がっていくのです。

この現象にも、役割付与支援が効果的です。キーパーソンが主導権を握って役割を与え、それをすることがネガティブな感情を減らし、ほめられ認められることでポジティブな感情を増やすことがわかりやすく実感でき、遺糞・遺尿がなくなり、暴力・暴言も減っていくのです。

【事例49】 中学校一年生の女子Aさん。母親は、こどもに愛情を持てず、いろんな家事をさせて、そのやり方がよくないと叱責する。Ａさんは母親のことを好きなのだが、母親から認められず、母親の前では緊張する。Ａさんが二歳のときに母親は離婚。Ａさんが小一のときに再婚。養父から、性器を触られたりキスされたりの性的いたずらをされる。養父と母親の性行為も目撃。

大人への抱きつき、キス、局部を触る行動が見られる。トラブルがあるとモノや人に攻撃的な行動をとる（「死ね」等の暴言、つねる、壁を蹴ったりの粗暴行動）。エッチな番組を視聴したり、他児の耳を舐めたり、パンツを下げて性器を見せることもあった（幼児・小学校の頃）。中学校に入ってからは、屋根に登る等の行動も見られる。片付けられない。トイレの後始末もできない、失禁もある。また、他の生徒のモノを盗り、別の生徒のところに隠してトラブルを生じさせたこともある。追及しても認めず、否認のウソを言う。大人の様子をうかがう。大人の意向を先回りして気を遣うこともある。言語理解が特に苦手な、やや知的障害を併せ持つ。

知的な発達の脆弱性を持ち、愛着の問題を持つこの子は、養父からの性的な虐待（直接的な性的いたずらも性的行為を目撃させられることも）がきっかけで昂進化現象として性的問題を抱えてしまいました。性的問題は、多動やモノを触る行動をしない代わりに生じる相補行動としての問題の現れ方でもあります。また、盗癖行動も昂進化現象です。特に、人のモノを盗って隠す行為は、そのありかを自分は知っていて盗られた相手は知らない状態になりますから、自己高揚の優位性への渇望にあたります。他児のせいに見せかける行為は、責任逃れの自己防衛が付け加わっている証拠です。高いところに登ってネガティブな感情を紛らわせたり、攻撃行動も見られています。

性的な行動は、誰とも持続的な安心感を感じられないため、刹那的快感を求めるものです。誰とでもその行為をしたくなります。性被害体験は、感情の紛らわせ行動として、類似行動である性的行為を選び、自分が優位に立ちたい優位性の渇望が関与して、性的な加害行為につながります。また、性的行為の目撃経験は、それを模倣するモデル学習につながります。

脱抑制タイプの愛着障害の場合は、過剰な身体接触を求めますので、性的行為に昂進化しやすくなります。性的問題は加害者も被害者も性的行動への依存症と言え、その行為が繰り返されるのです。性的行動に頼らないとネガティブな感情を紛らわせられない（安全基地の欠如）、ポジティブな感情が生じない（安心基地の欠如）のです。

ですから、対応としては、「そういうことはしてはいけない」という禁止対応は、まったく効果がありません。自己防衛があれば、その行為自体を認めません。安心基地・安全基地がないのに、その行為だけ禁止してもなくなるはずがありません。よくされる、「自分を大切にしよう」という説得は、大切にされたことのないこどもには意味のない支援です。自分を大切にするとはどういうことなのか、なぜそうすることがいいことなのかがわからないからです。ある認知や行動パターンだけを学習する心理教育プログラムやソーシャルスキルトレーニングも効果がありません。

安心基地・安全基地となるキーパーソン支援が絶対必要です。キーパーソンこそが自分の気持ちをわかってくれて認めてくれる存在であると気づき、キーパーソンに大切にされる経験から、自分の気持ちが自分でわかる、わかるとポジティブな感情になるのだということが理解できるようになれば、性的行動による刹那的快感に代わるポジティブな感情経験を基盤に自分の気持ちを整理できて、おのずと性的問題はなくなっていくのです。目の前の性的問題だけをなくそうとしてもなくなりません。愛着修復支援こそが、性的問題への支援の王道なのです。

ここがポイント！　理解と支援

愛着の問題が強く、他に発達的あるいは精神的な脆弱性（弱さ）を持っている場合、愛着の問題は昂進化した現れ方をする。問題となる行為を、「そういうことはしてはいけない」と禁止しても効果はないし、無視しても減らない。愛着修復支援により、その行為の必要性が下がっていく。これが支援の王道となる。

エピローグ

支援の正しい順番を意識することの大切さ

本書の最後に、さまざまな愛着の問題が交錯するように現れている事例を取り上げ、愛着のどの問題から支援していったらよいか、保護者支援も含めて確認してみましょう。

【事例50】 中学校一年生の男子Bくん。ひとり親家庭で、母親は仕事でほとんど家にいない。持ち物もそろわないことが多い。授業中、多動が目立つ。よく筆箱や机を触っている。靴も脱いでいることが多い。すぐカッとなって暴言、暴力が出る。机の上に立ったり、モノを投げる。他生徒へのちょっかいが多い。注目してほしくて大声を出す。友達とのトラブルの後、自分にとって都合の悪いことは「忘れた」と言い逃れし、まともに謝罪できない。できないことがあるとすぐに諦めて、「どうせできないもん」と言う。他の生徒の立ち歩きには注意したり、「ちゃんとしよう！」と叫んだりする。

Bくんに愛着の問題として現れているのは、以下の行動です。

①外に現れる行動特徴として、ムラのある多動、モノへの接触、靴脱ぎによる床への接触
②ネガティブな感情の紛らわせ行動として、暴力行為、高いところに登る、投擲
③愛情欲求行動として、ちょっかい、大声
④自己防衛として、言い逃れ、謝罪できない
⑤自己評価の低さとして、「どうせできない」と決めつける自己否定、注意・指摘する自己高揚

さらに、保護者のかかわりの問題として、次のことがうかがわれます。

⑥十分な支援が家庭でされていない

支援、かかわりの順番として、よく起こりがちなのは次のようなパターンです。

まず、②の感情の紛らわせ行動が一番、注意され、次に、①の外に現れる行動が注意されてしまいます。しかし、これらの行動は愛着の問題が現れたものですから、直接その行動をなくそうとしてもなくならないばかりか、かかわってもらったととらえたり、よけいネガティブな感情が増えて、逆にその行動が増えてしまいます。

また、保護者のかかわり不足に気づいた教師ほど、⑥の保護者支援として、保護者に「こどもをしっかり見てください」と直接要求してしまいます。それは「先生にそんなこと言われたくない」「忙しい自分のことなど何も知らず、学校は要求ばかりしてくる」「親の育て方のせいと決めつけられた」と受け止められ、自己防衛の気持ちが増幅して関係が悪化してしまいます。

そして、④の自己防衛の対応には、非を認めるよう強く指導してしまい、自己防衛の壁をよけい強くしてしまいます。⑤の自己評価の低さである自己否定への丁寧な支援は後回しになり、自己高揚の行動には注意しかしない、③の愛情欲求行動にも、放置するか注意するかしかされない、

ということになりがちです。

必要なのは、まず③の愛情欲求行動への支援です。キーパーソンを決め、先手・主導権の支援から、ポジティブな感情を確認していきます。次に②の感情の紛らわせ行動には、「逸らし」「ずらし」の支援で違う行動に誘い、ポジティブな感情に結びつけます。⑤の自己評価の低さへの支援として、できる行動から一緒にやってみる支援や、役割付与支援で成功体験とポジティブな感情をしっかり結びつけます。こうした安心基地の支援ができた後で、④の自己防衛の支援ができるようになります。自分にポジティブな感情を与えてくれる存在なら、ネガティブな感情から守ってくれるという期待ができ、その存在がいるからこそ、自己責任を認めても自分は守られているから大丈夫と思うことができ、謝るという行為もできるようになるのです。

これらの支援ができ、こどもが「こうすればいい」というパターンを自覚してからが、⑥の保護者支援を行っていいタイミングとなります。そのほうがかかわりやすく、成果も実感されやすいのです。こどもにとっても、キーパーソンとのかかわりで親とのかかわり方がわかっているのでやりやすいのです。ただし、最初から保護者の支援が必要な場合は、こどものキーパーソンとは別の、親のキーパーソンが必要です。こどもと同じキーパーソンではうまくいかない場合が多く、負担感も大きくなるからです。この場合、キーパーソン同士の緊密な情報共有が必要です。

＊

愛着の問題への支援では、キーパーソンを決め、先手・主導権の支援からポジティブな感情を確認していく「愛情欲求行動への支援」がまず必要となります。「支援の正しい順番を意識する」ことの大切さをお伝えし、本書を閉じたいと思います。

［参考文献］

米澤好史　２０１５ａ「『愛情の器』モデルに基づく愛着修復プログラムによる支援―愛着障害・愛着の問題を抱えるこどもへの支援」『臨床発達心理実践研究』10　41-45
米澤好史　２０１５ｂ『発達障害・愛着障害　現場で正しくこどもを理解し、こどもに合った支援をする「愛情の器」モデルに基づく愛着修復プログラム』福村出版
米澤好史　２０１８『やさしくわかる！　愛着障害―理解を深め、支援の基本を押さえる』ほんの森出版
米澤好史［編著］２０１９ａ『愛着関係の発達の理論と支援（シリーズ「支援のための発達心理学」）』金子書房
米澤好史　２０１９ｂ『愛着障害・愛着の問題を抱えるこどもをどう理解し、どう支援するか？―アセスメントと具体的支援のポイント51』福村出版
米澤好史　２０２０「『愛着障害』と発達障害の違い・見分け方と支援のあり方」『月刊実践障害児教育』六月号　12～15　学研教育みらい

おわりに

「愛着障害について正しく理解し、支援に活かしていただきたい」

この思いを常に意識しながら現場を駆けずりまわらせていただいてきたことを、二〇一八年に『やさしくわかる！ 愛着障害　理解を深め、支援の基本を押さえる』（ほんの森出版）という本で世に問いました。この本が好評をもって受け入れられ、翌年には『月刊学校教育相談』に「事例でわかる！ 愛着障害」を連載（二〇一九年四月号～二〇二〇年三月号）させていただきました。その原稿をベースに加筆修正して完成したのが本書です。

現場で出会った事例を紹介しながら、詳しい支援のあり方や、実践の中で意識していただきたいことを、こうしてまた一冊の本にまとめられることに、改めて深い感慨を覚えております。

支援は支援者の思いだけでは成功しません。こどもの思いに気づくだけでも成功しません。こどもの思いをどのように受け止め、どのようにかかわり、どのように満たすかがポイントになります。

このように考えると、愛着の問題への支援は、こどもとかかわるすべての人たちが意識していく必要がある、大切な原点に気づかせてくれます。

本書では、私が出会った多くのこどもたちや、一緒にかかわってくださった支援者の方々とともに感じ取った、この「生の思い」を「事例でわかる」という形で訴えることができたのではないかと思っています。このことこそ、私が常に現場に赴き、現場を大切にしてきた専門家としてできる一番のことだと思っております。精神医学や心理学の専門家の中には、まだ愛着障害を正しく理解しようとしない人がたくさんいます。そのような人たちは、現場に足を運び、こどもを直接理解しようとしていないのではと思えるのです。

現場に寄り添う支援、現場で構築された理論、実践は常に変化していきます。私自身も試行錯誤しながら、常によりこどもに寄り添う支援とは何かを追究してきました。たえず進化していく支援だからこそ、こどもの実態に寄り添えるのです。ですから、本書で感じていただきたいのは、その支援の「息づかい」です。支援によってこどもが受け止める感じ方を、こどもと同じ息づかいで感じていただくこと、それこそが支援が成功する最大のポイントだと思います。

本書は、そうした現場の息づかいが吹き込まれた、現場ですぐに使っていただける内容となっていると思います。この本が媒介となって、「愛着の絆」がいっぱいつくられ、修復されることにつながっていくならば、これに勝る喜びはありません。そう念じながら、また、いつもの現場、新たな現場に足を運び続けたいと思っております。

二〇二〇年四月

米澤　好史

〈著者紹介〉
米澤 好史（よねざわ よしふみ）
和歌山大学教育学部教授
臨床発達心理士スーパーバイザー　学校心理士スーパーバイザー
上級教育カウンセラー　ガイダンスカウンセラー・スーパーバイザー

専門は臨床発達心理学・実践教育心理学（こどもの理解と発達支援・学習支援・人間関係支援・子育て支援）。赤ちゃんから大人までのトータルな発達支援と現場主義をモットーに、学校園所等のこどもの現場に直接出向いて助言・支援しています。

日本教育カウンセリング学会理事、日本教育カウンセラー協会評議員、日本教育実践学会理事、「教育実践学研究」編集委員、日本学校心理士会幹事、日本臨床発達心理士会理事、「臨床発達心理実践研究」編集委員、日本発達支援学会「発達支援学研究」編集委員、日本教授学習心理学会「教授学習心理学」編集委員、関西心理学会役員（委員）、日本臨床発達心理士会大阪・和歌山支部副支部長、和歌山県教育カウンセラー協会会長、摂津市子ども・子育て会議会長。

［主な著書］

『発達障害・愛着障害 現場で正しくこどもを理解し、こどもに合った支援をする 「愛情の器」モデルに基づく愛着修復プログラム』（著）福村出版、2015年
『やさしくわかる！ 愛着障害—理解を深め、支援の基本を押さえる』（著）ほんの森出版、2018年
『愛着関係の発達の理論と支援（シリーズ 支援のための発達心理学）』（編著）金子書房、2019年
『愛着障害・愛着の問題を抱えるこどもをどう理解し、どう支援するか？—アセスメントと具体的支援のポイント51』（著）福村出版、2019年
『子育てはピンチがチャンス！—乳幼児期のこどもの発達と愛着形成』（監修・共著）福村出版、2021年
『速解チャート付き 教師とSCのためのカウンセリング・テクニック３ 特別支援と愛着の問題に生かすカウンセリング』（共編著）ぎょうせい、2022年
『愛着障害は何歳からでも必ず修復できる』（著）合同出版、2022年
『特別支援教育　通常の学級で行う「愛着障害」サポート—発達や愛着に問題を抱えたこどもたちへの理解と支援』（共著）明治図書出版、2022年
『発達障害？ グレーゾーン？ こどもへの接し方に悩んだら読む本』（著）フォレスト出版、2023年

事例でわかる！ 愛着障害
現場で活かせる理論と支援を

2020年6月20日　初　版　発行
2024年2月1日　第4版　発行

著　者　米澤好史
発行人　小林敏史
発行所　ほんの森出版株式会社
〒145-0062　東京都大田区北千束3-16-11
TEL 03-5754-3346　FAX 03-5918-8146
https：//www.honnomori.co.jp

印刷・製本所　研友社印刷株式会社

ISBN978-4-86614-116-9　C3011